Gislaine Dub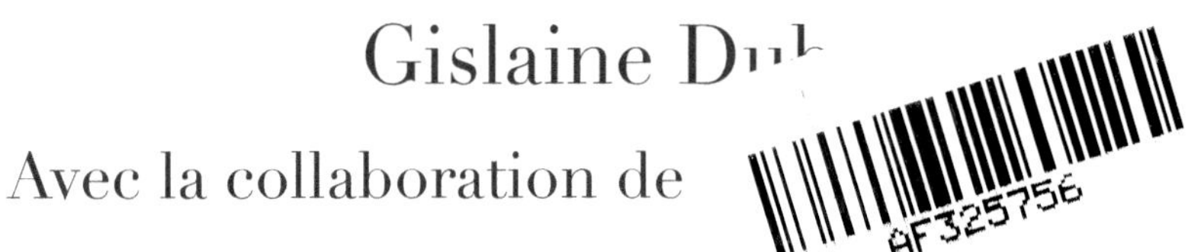

Avec la collaboration de

LES 4 VOIES CHAMANIQUES

EYROLLES

Groupe Eyrolles
61, bd Saint-Germain
75240 Paris Cedex 05

www.editions-eyrolles.com

Le site de l'auteure : http://eveil-chamanisme.fr

Pour la contacter : duboc.gislaine@gmail.com

Avec la collaboration de Virginie Walbrou

Illustrations : Raphaëlle Roux

Mise en pages : Sandrine Escobar

LES 4 VOIES CHAMANIQUES

Remerciements

Je remercie en premier la vie, qui a donné naissance à la roue la plus magique que je connaisse, cette roue de femmes qui, elle-même, a permis l'éclosion de ce livre.

Au nord est arrivée Stéphanie Ricordel, cette éditrice incroyable qui a eu envie de prendre dans ses filets et d'imprimer des mots qui, pour les chamans, doivent s'effacer. Au sud, Charlotte Roudaut, ma fille, qui m'a tenu la main pour que j'ose cette gageure de laisser parler les mots sur une page blanche et qui m'a fait rencontrer Charlotte Guillemin, la fille de l'ouest : elle fut la gardienne du voyage, elle m'a accompagnée et a expérimenté les diverses médecines avec son cœur et de l'amour pour cet ouvrage. Virginie Walbrou nous a rejointes avec son talent d'orfèvre et a donné l'élégance au texte inspiré. À l'est, je remercie encore et encore les groupes qui ont laissé la vie diriger les chemins et ont permis peu à peu de trouver les quatre voies qui se sont inscrites naturellement au fil du temps. Enfin, je remercie Raphaëlle Roux qui, au cours d'un voyage chamanique, a rêvé les roues de médecine qui illustrent ce livre.

Voilà ! Merci la vie, merci à vous tous. Et que ce livre voyage, et que les mots s'incarnent au gré du vent.

Table des matières

Partie I

JE SUIS LE MONDE

Partie 2
L'AUTRE EST UNE PORTE QUI MÈNE À SOI

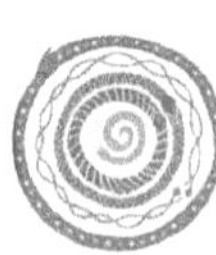

Partie 3
LA BEAUTÉ LIBÈRE DE LA PEUR

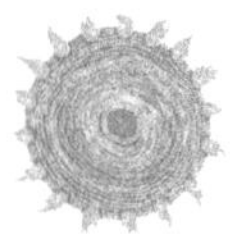

Partie 4

DANSE, LA VIE DANSE

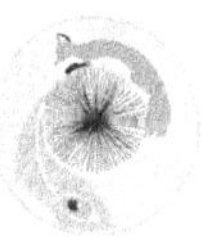

Introduction

Qu'est-ce qu'un chaman ?

Qu'est-ce qu'un chaman ? Ce mot a été largement utilisé et véhiculé par les ethnologues qui, en observant certaines tribus, ont été surpris de ce que pouvait faire un seul homme. Ils auraient aussi pu l'appeler « Ni... Ni... Ni... », car le chaman n'est ni un sorcier, ni un gourou, ni un prêtre, ni un médecin, ni un philosophe, ni..., ni..., ni... Un chaman est tout cela à la fois. Ce sont les Occidentaux qui ont dissocié le chaman de sa tribu en le présentant comme une personne « au-dessus », douée de connaissances que les autres n'avaient pas.

La réalité du monde occidental et celle des peuples racines, dont font partie les Amérindiens, sont très différentes. Les anthropologues ont été étonnés en découvrant ces sociétés « sans État », car ils n'imaginaient pas que cela puisse être le résultat d'une démarche volontaire. C'est pour cette raison qu'on les appelait les peuples primitifs. Les découvertes de Pierre Clastres[1] ont révolutionné la vision de l'Occident sur les civilisations amérindiennes : c'était bien leur choix

---

1   Pierre Clastres (1934-1977). Philosophe de formation, anthropologue et ethnologue au CNRS, puis directeur d'études à l'École pratique des hautes études. Spécialiste des Indiens d'Amérique, il a écrit *Chronique des Indiens Guayaki* (Plon, 1972) dans laquelle il présente une tribu nomade. Son œuvre la plus reconnue est sans doute *La Société contre l'État* (Les Éditions de Minuit, 1974).

d'ériger une société sans État, « une société contre l'État » symbole de l'épanouissement de « l'Un » qui favorise les désirs d'expansion, de domination et, finalement, de destruction. Pour eux, comme le rapporte Pierre Clastres, « l'Un, c'est le mal », le bien, c'est être ceci et en même temps cela. Ils ont créé des outils de vigilance pour lutter contre l'émergence de l'Un qui se cache dans la bravoure exceptionnelle, le pouvoir religieux, le commandement d'un valeureux guerrier, la nouveauté technologique… Leur choix fut de canaliser l'expression individuelle afin d'éviter l'asservissement. Ils ont préféré s'ouvrir aux expressions multiples du monde et s'y connecter sans aucune hiérarchie. C'est ce savoir-vivre dont on a tellement besoin aujourd'hui.

Dans leur vision du monde, dans leur réalité, chaque être fait partie du cercle. Celui qui est au-dessus, « l'Un », celui qui aurait la vision pour tous est le mal. Pour eux, c'est du multiple que naît l'unité, c'est l'ensemble des voix qui crée le chœur… Il n'est donc pas question de distinguer une personne pour des capacités ou des connaissances que d'autres n'auraient pas : tous les membres de la tribu font de la musique, par exemple, et personne n'est meilleur musicien qu'un autre ; il y a simplement des musiques différentes…

L'éveil du chaman

Peuples racines et IRM

Ma réalité chamanique, le chemin que j'ai tracé est très différent des caricatures du chaman, cet homme, mi-sorcier, mi-gourou, aux pouvoirs immenses. Le chamanisme, puisqu'on l'appelle ainsi, ne se résume pas à l'acquisition de quelques dons médiumniques. Il s'agit de l'ouverture à une autre réalité.

Les connaissances actuelles en physique quantique nous ont appris que nous pouvons créer notre réalité : notre intention crée le réel, même si cela peut constituer un non-sens pour une personne cartésienne. En effet, comment imaginer que ce que je vois, ce que je ressens, mon corps, bref, que tout ce qui représente ma réalité est une illusion que je nourris, puisque c'est mon intention, ma façon de valider le monde qui la construit ? Les peuples racines incarnent ces connaissances, eux qui ne s'attachent pas à une seule expression de la réalité, qui ne souhaitent pas que demain ressemble à hier, qui ont le goût de l'éphémère, du mouvement et de la danse. Pour eux, le monde extérieur est le reflet du monde intérieur et, concrètement, l'intention crée la réalité.

S'engager sur la voie du chamanisme, c'est oser accéder à cette autre réalité. Cette voie vous remet dans le mouvement, vous offre l'intuition d'une autre façon de traverser les épreuves et vous permet d'en sortir apaisé et plus heureux. C'est en tout cas ce que je vis et que j'ai envie de partager avec vous.

L'imagerie par résonance magnétique (IRM) a permis d'étudier les fonctions du cerveau, ou plutôt « des cerveaux », car nous avons un cerveau gauche et un cerveau droit. La neurologue Jill Bolte Taylor[1] a parfaitement expliqué le mécanisme de ces cerveaux, leurs fonctions et, surtout, leur structure. La première fois que je l'ai entendue sur le sujet, j'ai ressenti une joie incroyable, car j'avais enfin la manifestation concrète des deux réalités qui existent en nous. Le cerveau gauche incarne parfaitement le monde occidental. Le cerveau droit, lui, incarne le monde amérindien. Les Occidentaux ont surdéveloppé le cerveau gauche, et les peuples racines le cerveau droit. Imaginez que vous n'utilisiez pas l'un de vos bras : vous finiriez probablement par l'oublier et surdévelopperiez l'autre. Ces connaissances scientifiques sont apaisantes, car elles ouvrent d'autres possibles. Nos cerveaux occidentaux surdéveloppés ont besoin de logique, de cohérence,

---

1   Jill Bolte Taylor, née en 1959, est une neurobiologiste américaine. Victime d'un accident cérébral, elle raconte ses incroyables découvertes dans *My stroke of insight* (2006), traduit de l'anglais (États-Unis) par Marie Boudewyn *Voyage au-delà de mon cerveau* (J.-C. Lattès, 2008). Je vous recommande vivement la vidéo de sa conférence TED, sous-titrée en français : https://www.ted.com/talks/jill_bolte_taylor_s_powerful_stroke_of_insight#t-2237.

de compréhension. Le cerveau gauche représente le masculin et, en matière de connaissances, se manifeste toujours en premier. Le féminin, qui est exprimé par les peuples racines, nécessite un autre développement, qui passe par le corps et l'état fusionnel. La connexion au monde se fait sans hiérarchie.

S'ouvrir au chamanisme

Ma route est celle d'un chaman, oui, mais d'un chaman vivant, qui ne cesse de nourrir une réalité présente. Ce néo-chaman, ce chaman contemporain est bien différent de celui, quelque peu fantasmé, qui est figé dans des rituels du passé et peut être assimilé à un sorcier.

Prenons une image pour illustrer le monde chaman. Si vous êtes aveugle, vous avez évidemment besoin de quelqu'un pour vous décrire la mer, mais si vous recouvrez la vue, votre connaissance de la mer est celle du premier homme qui la voit, puis c'est votre cœur et votre éducation qui conditionnent le lien qui se crée entre la mer et vous.

Les lois et les valeurs des peuples racines, si différentes des nôtres, nous apprennent que lorsque nous ouvrons notre cœur, lorsque nous nous ouvrons à notre sensibilité, nous découvrons à la fois notre impuissance et la force du lâcher-prise, qui s'expriment toutes deux dans la relation à la mère et à la vie. Et c'est un des plus beaux cadeaux que nous puissions nous faire. Mais pour cela, il y a des paliers à vivre. S'ouvrir à cette deuxième réalité qu'on appelle chamanisme, c'est réaliser une union, un accouplement intime en réunissant nos deux cerveaux, le masculin et le féminin, le monde extérieur et le monde intérieur...

Le chaman « marche sa parole » : il vit au présent et ses connaissances sont le fruit de son expérience. Chacune de ses visions est unique, chaque expérience est une connaissance et c'est la somme de ces connaissances qui crée la connaissance. Il n'y en a pas une au-dessus des autres, il y a juste à évoluer et à devenir un, l'unique, pour disparaître dans le tout qui vous est révélé.

Si je dis aujourd'hui que je suis chaman, c'est que j'ai vécu intimement l'union entre la réalité des peuples racines et celle du monde occidental. Aujourd'hui, cela me permet d'accompagner les uns et les autres dans leur éveil à une autre réalité.

J'ai eu la chance de naître dans une famille où coexistaient les deux réalités. Mes deux grands-mères étaient médiums et guérisseuses. L'une a traversé l'Espagne pendant la guerre avec la complicité d'une amie défunte et de son frère qui lui est apparu en rêve pour la guider jusqu'à la frontière où elle a retrouvé sa fille dans un convoi. L'autre était une guérisseuse bien connue à Béziers. En famille, nous avions souvent des discussions étonnantes, et les morts faisaient partie de notre vie : mon grand-père se levait de table pour aller prendre conseil auprès de son père décédé ; nous avions des visions sur les futurs naissances, décès ou maladies... Le baptême d'un de mes oncles est resté dans les mémoires, car les coupes de champagne sautaient littéralement et la personne qui faisait la vaisselle se plaignait que quelqu'un d'invisible lui marchait sur les pieds. On appela « la Fine », l'amie de ma grand-mère, pour qu'elle « nettoie énergétiquement » la pièce, comme une ménagère nettoierait la poussière. Ici, ni diable ni sorcier... Simplement une manifestation de la vie.

Mes visions étaient des visions parmi d'autres et n'étonnaient personne dans cette famille. Dès mon plus jeune âge, j'ai su traverser les objets et rencontrer leur histoire. Faire voyager mes sœurs dans d'autres dimensions était un jeu qui me venait naturellement et m'amusait beaucoup, même si cette particularité faisait rire ma famille, qui n'en voyait pas trop l'utilité. Les problèmes ont commencé lorsque je suis entrée en pension : dans une société où le conditionnement assure l'intégration, je fus rejetée, à ma grande douleur. Je fus cataloguée comme « sorcière », « folle », « diable », et les autres ne voulaient pas m'approcher. J'ai connu de nombreuses années de solitude pendant lesquelles j'ai eu le temps d'observer le fonctionnement des groupes auxquels j'aurais bien aimé appartenir et d'analyser leurs valeurs pour comprendre comment devenir une personne « normale ». J'en suis arrivée à la conclusion qu'il fallait remplir quatre conditions, surtout en tant que femme : se marier, avoir des enfants, réussir professionnellement et gagner beaucoup d'argent. À un peu plus de 30 ans, je remplissais toutes ces conditions et je pouvais accrocher le mot « normale » en grandes lettres sur mon front. J'aurais même pu écrire « supernormale », puisque, dirigeant l'un des premiers groupes immobiliers de France, j'étais considérée comme surdouée. Cependant, un événement étonnant, dû à une très forte migraine, m'a ramenée vers une autre réalité. J'ai découvert que je me dirigeais vers un monde que je connaissais déjà, qui se terminerait en solitude et en grande peur de mourir. Alors, peu à peu, j'ai tout lâché et j'ai pris une autre route pour un voyage vers moi-même. J'ai décidé de renoncer à être normale pour me trouver. C'est la rencontre avec les peuples racines et les chamans qui, dans un premier temps, m'a libérée. Là, ce que je faisais dans ma famille, tout le monde le faisait. Là, je me retrouvais « normale » et je pouvais communiquer sans me sentir isolée.

J'ai donc apporté un peu de mon ouverture médiumnique à ma nouvelle activité. J'étais psychothérapeute, sexologue, maître praticien en programmation neurolinguistique (PNL) et j'aimais coacher les gens. La rencontre avec Pierre Clastres, grand anthropologue et ethnologue français qui a établi les monographies de certaines tribus indiennes, a été pour moi une ouverture incroyable. J'ai réalisé qu'il n'était pas simplement question de capacité, mais qu'un autre monde s'offrait à moi, et ce monde m'a fascinée... Un jour, j'ai su que j'étais prête à m'appeler « chaman », ce qui fait bien rire mes amis chamans d'Équateur et de Colombie, qui ne comprennent pas pourquoi j'ai besoin de me donner un titre au lieu d'être juste ce que je suis. Mais je suis une Occidentale : j'ai encore besoin de me désigner, bien que de moins en moins.

J'ai modélisé le système de société des peuples racines, qui ont fait le choix de créer une autre réalité et d'investir une autre façon d'être au monde. Le pas était franchi : j'ai travaillé avec des groupes et je me suis inspirée des techniques et des rituels des Indiens pour ma pratique. Au fil du temps, c'est avec joie et étonnement que j'ai découvert que l'ouverture de mes perceptions nourrissait une inspiration fabuleuse qui rejoignait à la fois des rituels anciens et en révélait de nouveaux. Pour moi, le chamanisme est vivant et s'inspire de rituels adaptés à notre époque. Les quatre voies du chamanisme que je vous présente aujourd'hui – « Je suis le monde », « L'autre est une porte qui mène à soi », « La beauté libère de la peur », « Danse, la vie danse » – sont le fruit de mes expériences, de mes rencontres et de centaines d'heures de travail de groupe. Tout au long de cet ouvrage, je vous proposerai également des exercices pratiques, des « médecines », pour que vous puissiez « goûter », pour que vous puissiez commencer à éveiller ce chaman qui est en vous. Les médecines sont véritablement faites pour vous permettre d'expérimenter concrètement, sensoriellement chacune des voies. Vivez-les comme des travaux pratiques : c'est la dynamique de l'Indien qui marche sa parole. En accédant à une autre réalité et en la mariant à ce que vous connaissez, vous pourrez libérer le chaman qui sommeille en vous et devenir cet homme libre, heureux et qui a confiance dans la vie.

Le chaman et l'Indien

La métaphore de l'océan

Imaginons un vieil Indien essayant d'expliquer à son petit-fils pourquoi il est de la lignée des buveurs de vent et pourquoi l'homme blanc est un éternel guerrier. Il lui raconterait l'histoire de la vague qui avait peur du vent…

On pourrait comparer l'homme occidental à une vague. Pour que cette vague existe, le vent doit souffler. À mesure qu'elle s'élève, elle voit la plage. Lui vient alors la peur de s'échouer… Pour contrer l'inéluctable, la vague passe son temps à essayer de dominer le vent et vit en permanence avec une peur et une dépendance de l'extérieur.

Le petit Indien est l'océan. Toutes les vagues sont des galipettes qu'il fait avec son ami le vent qui danse avec lui. Lorsque le petit Indien et la vague fusionnent dans une danse effrénée, il devient la vague, il voyage pour connaître l'histoire du vent, de la lune, du soleil... Il s'accouple avec les éléments, et son monde est captivant et infini ; il est le monde...

L'Occidental est un éternel guerrier qui se bat contre le vent, alors que l'Indien est un buveur de vent qui se nourrit du monde à l'infini. Voilà les différences fondamentales : dans un cas, l'homme est dépendant d'un monde extérieur qui lui fait peur, car il pourrait annoncer sa fin ; dans l'autre, l'homme est acteur du monde, et le monde extérieur est révélateur de ce qu'il est.

Cette dépendance et cette peur de l'extérieur marquent tous nos rapports – professionnels, amoureux, familiaux – et peuvent créer des traumatismes que je tenterai de vous aider à transformer dans les pages qui suivent.

La naissance

Pour éveiller le chaman qui est en vous, vous devez modifier vos croyances sur la naissance. En effet, dans le monde occidental, le regard que nous portons sur notre venue au monde est à l'origine des relations de dépendance et de codépendance qui sévissent dans tous les domaines.

Nous pensons que nous « faisons » les enfants. Si, au sens strict, nous en sommes à l'origine, je ne dirais pas que nous les faisons. À mon sens, il serait plus juste de dire que l'on fait l'amour, mais que l'on « reçoit » un enfant. Il faudrait dissocier l'acte sexuel de l'arrivée d'un enfant. L'enfant, c'est la vie qui arrive. Quel que soit le contexte, la vie est partout.

Si je dis « Je t'ai fait », cela veut dire que j'ai participé à ta création, que je suis l'auteur de ce que tu es. Si je reçois un enfant, il vient d'ailleurs, il est déjà plein de lui-même, il incarne le mystère. Si mes parents m'ont fait, je nais débiteur, je nais mendiant, je nais en me soumettant à une hiérarchie qui place les autres au-dessus de moi. Eux savent qui je suis, ils ont la connaissance, le savoir, le mode d'emploi. De ce fait, j'apprends très vite à accorder de la puissance au monde extérieur et je suis dépendant. La richesse, le savoir, la connaissance, l'amour sont à l'extérieur de moi. Cette vision première donne à l'homme l'illusion qu'il peut fabriquer la vie. Plus largement, elle donne l'illusion à notre société qu'elle peut créer un monde nouveau, indépendant de celui qui le nourrit.

Dans le monde amérindien, on reçoit la vie. Quand la mère accouche, le père prend le bébé et le montre aux arbres, à tout ce qui l'entoure. L'enfant est l'expression de la vie, et cette expression de la vie appartient à la vie, non au désir d'un couple. L'Indien est la vie qui s'incarne et le costume dans lequel elle va danser. Cette différence est fondamentale, car, dans cette vision du monde, l'homme n'est pas un être créé par des parents, mais un enfant de la Terre, un enfant de la vie. Il est la vie.

Alors, à la question « Est-ce qu'un chaman sommeille en vous ? », je préfère maintenant vous demander : « Est-ce qu'un Indien sommeille en vous ? » Mais, pour y répondre, je vous invite à franchir ensemble certains paliers…

Partie I

JE SUIS LE MONDE

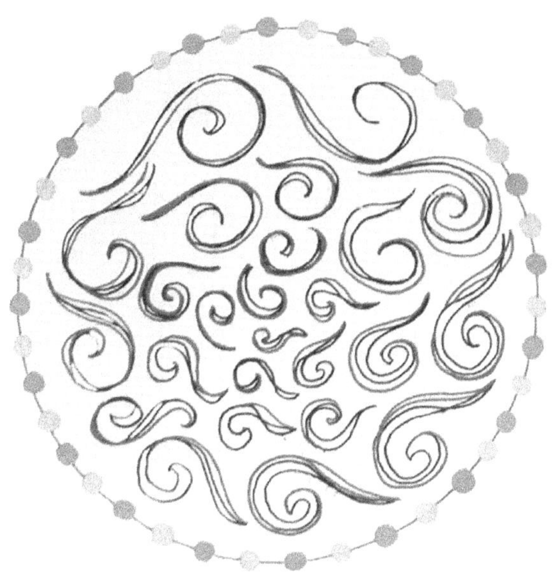

CHAPITRE 1

Sortir des dépendances

*Je dois être prêt à renoncer à ce que je suis
pour devenir ce que je serai.*

ALBERT EINSTEIN

La dépendance aux autres

Si vos parents ne sont pas vos « créateurs », vous êtes un homme libre : lorsque vous arrivez au monde, vous êtes entier, vous existez, vous avez conscience de vous, et la route qui vous attend est la conscience d'être le monde. Le monde extérieur existe, comme votre monde intérieur. Dans la culture occidentale, le monde extérieur est dissocié du monde intérieur et exerce une grande influence sur nous. Si le monde extérieur est votre créateur, il vous connaît mieux que vous-même, il sait ce qui est bon pour vous, il peut vous faire douter de ce que vous croyez et de qui vous êtes.

Dans cette vision, la mère représente la rencontre avec le monde extérieur et la première dépendance à celui-ci. Elle peut nous aimer, ou pas, elle peut être tendre ou dure... Notre mère est un miroir dans lequel on se mire, on s'admire ou on se déteste. C'est elle qui nous donne l'existence et l'impression d'exister. Lorsqu'elle détourne son regard, nous avons l'impression de ne plus exister. C'est elle qui nous a mis au monde, elle par qui nous validons notre existence et nos désirs.

Chez l'Indien, la vision est tout autre : il pense qu'il est à la fois un fragment de l'univers et l'univers ; il fusionne, il se transforme et il s'ouvre à ce qu'il est devenu. En connexion avec la vie, il n'a pas peur d'évoluer et de se perdre. J'aime citer Albert Einstein pour illustrer la dynamique de l'Indien : « Je dois être prêt à renoncer à ce que je suis pour devenir ce que je serai. »

Les relations amoureuses sont également construites sur cette dépendance : lorsque l'être aimé détourne le regard, nous avons l'impression de ne plus exister. S'il nous considère comme une personne merveilleuse, mais que nous n'en sommes pas intimement convaincus, nous avons l'impression qu'il voit quelqu'un d'autre habillé d'un costume que nous aurions créé et nous tremblons de peur qu'il voie la réalité.

Il existe deux façons de se nourrir. On peut être « le monde extérieur » de l'autre que l'on emplit de notre vision du monde, de nos désirs, et se nourrir d'un sentiment de puissance au fur et à mesure que le monde de l'autre disparaît. On peut aussi être un puits sans fond, qui a besoin d'être nourri sans cesse par le monde de l'autre, par son regard, par sa vision de nous. L'autre devient celui qui doit combler, rendre riche ou extraordinaire... « Mets-moi au monde », semblent dire certaines personnes à d'autres qu'elles trouvent magnifiques. Dans les deux cas, nous ne quittons pas le monde de l'enfance...

Chez les Amérindiens, la dynamique est différente. Chaque être est plein, et l'autre est une porte qui mène à soi. Chacun est une expression du monde. Cette vision du monde change tout : quand l'Indien regarde l'autre, il rencontre une part de lui qui le fait grandir et s'épanouir, quelle que soit la rencontre.

La dépendance à un monde extérieur nous oblige à nourrir un vide que nous entretenons en permanence, car, c'est bien connu, la nature a horreur du vide. Combien de fois ai-je entendu : « Ma mère me prend toujours pour un enfant. Elle ne veut pas me voir grandir » ! À cela je réponds : « Elle te verra grand quand tu le seras. C'est peut-être toi qui es toujours en demande… » Tant que le monde extérieur s'appelle « maman », tant que vous attendez qu'il vous nourrisse, le rapport à votre mère aura le parfum de l'enfance.

Vivre plus légèrement nos appartenances

Dans la vision occidentale, le monde extérieur est celui qui nourrit nos premiers instants de vie et dont on dépend pour exister et pour se réaliser. Pour les Amérindiens, le monde du dedans et le monde du dehors fonctionnent en miroir. Voyons quel est le poids de ces deux visions du monde dans notre vie au quotidien.

Si vous pensez que votre mère vous a fait, vous lui donnez tout pouvoir. Vous donnez également ce pouvoir à votre famille, à vos professeurs… Modelé par les uns et les autres, il vous reste peu de choix. À l'inverse, si vous pensez que vous êtes une part de l'univers qui existe depuis la nuit des temps, vous avez votre histoire et vous possédez la clé du mystère que vous incarnez. Le monde extérieur se révélera alors à mesure que vous trouverez la source du monde. Pour reprendre l'image de l'océan, c'est comme si, en devenant la vague, vous partiez en quête de l'océan : aucune autre vague ne peut vous y mener, vous êtes le seul à pouvoir suivre la voie, à pouvoir aller au plus profond de vous.

En tant qu'Occidental, vous attendez que l'autre vous nourrisse. J'entends souvent : « J'ai besoin de lui/d'elle », « J'attends qu'il/qu'elle m'apporte quelque chose, qu'il/qu'elle me révèle, me donne de l'amour parce que je n'arrive pas à m'aimer ». Cette vision du monde est centrée sur celui qui donne, qui agit en quelque sorte comme la mère qui fait l'enfant à son image. Lorsque vous êtes celui qui donne, vous cherchez à appliquer votre vision du monde aux autres, vous créez des relations de dépendance, vous avez besoin d'emplir le vide et vous êtes plus souvent dans la réponse que dans l'écoute. Lorsque vous êtes vide, vous avez besoin d'être empli, vous cherchez des enseignants, des maîtres, des gourous…

Si vous naissez déjà « plein », vous êtes dans le partage, mû par la curiosité. Le rapport amoureux, le rapport à la connaissance sont différents : nous naissons libres, capables de danser dans un monde où l'on se sent à la fois unique et partie du tout. Nous sommes tous issus de la même source, nous sommes la source.

Chez l'Occidental, l'indépendance passe par l'intégration de savoirs acquis. Chez l'Indien, elle passe par la rencontre avec l'univers au cours d'un rituel qui permet, en se connectant à la grandeur du monde, d'aller chercher son propre savoir, la voix de sa source dans sa dimension d'homme unique qui enrichit le groupe. Ce rituel se nomme « les quêtes de vision » : l'Indien part dans la forêt, simplement muni d'un couteau et d'eau, en quête d'un lieu où il se sentira en paix et en sécurité. Là, il médite et attend que l'esprit qui l'anime se révèle à lui. Après plusieurs jours de jeûne, et souvent de souffrance, il rencontre, au cœur de son être, son guide qui lui révélera son savoir-faire. Il revient alors avec son talent, il a « trouvé sa voie ». Il ne s'est pas découvert par le biais d'un regard ou d'un diplôme, il a rencontré une part de sagesse qui s'est éveillée en lui.

Dans un cas, nous sommes dépendants, en nourrissant l'autre ou en étant nourri par l'autre ; dans l'autre, nous naissons indépendants et capables de danser dans un monde où l'on se sent unique, où du multiple naît l'unité.

Les vibrations

Dans le monde occidental, la vue est le sens le plus utilisé : on croit ce que l'on voit, et on voit ce que l'on croit. Autrement dit, nous créons une réalité que nous ne pouvons plus modifier : c'est la clé de l'immobilisme.

Pour les peuples racines, la vision n'est qu'un sens parmi les autres. Ce qui prime, ce qui concrétise le monde, ce sont les vibrations. Elles se rencontrent, s'unissent et créent de multiples réalités. C'est la clé du mouvement.

Le chamanisme étant d'abord une question d'expérimentation, de pratique, faisons les premiers pas pour éveiller l'Indien qui est en vous, pour entrer dans la première voie, « Je suis le monde ». Je vous propose deux médecines qui modifieront votre rapport et votre dépendance au monde extérieur, qui vous permettront de voyager entre la vague et l'océan : lorsque vous dansez avec les vagues, vous rencontrez des partenaires qui vous révèlent ; lorsque la danse s'arrête, vous revenez à vos profondeurs.

Médecine de l'océan

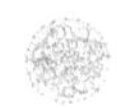

L'influence du monde extérieur peut-elle varier selon l'importance qu'on lui accorde ? La médecine suivante vous aidera à vous libérer de la dépendance aux émotions, à les transformer en une simple danse à apprivoiser au quotidien. Votre vibration va évoluer et vous permettra de changer...

1 – Installez-vous confortablement et, si vous le souhaitez, fermez les yeux.

2 – Respirez par le nez. Écoutez le souffle qui passe par vos narines. C'est le souffle de l'océan.

3 – Vous êtes les vagues dont le flux et le reflux bercent l'âme et conduisent à la paix. Restez plusieurs minutes dans cette conscience du mouvement jusqu'à ce que vous deveniez l'océan. Pour ancrer cette sensation, posez votre main droite sur votre poignet gauche pendant environ une minute.

4 – Lorsque vous avez atteint un état de plénitude, pensez à une situation qui vous fait peur (perte de travail, maladie...), à une situation conflictuelle ou encore à une impasse dans laquelle vous vous trouvez.

5 – Soyez attentif à la transformation de vos sensations, particulièrement à votre respiration, puis laissez les images émerger et modifier votre état émotionnel.

6 – Observez l'eau et ressentez ce qu'il se passe. Sentez-vous juste des vaguelettes, parce que la situation n'est pas si grave ? Le temps se couvre-t-il, comme s'il allait y avoir de l'orage ? La mer se retire-t-elle comme par grande marée ? Vous trouvez-vous pris dans une tornade ?

7 – Reconnectez-vous à l'océan, celui du début de l'exercice : touchez votre poignet gauche, laissez-vous envahir par la sensation de l'océan en paix, puis insufflez cette sensation de paix dans l'image torturée de votre blessure.

8 – Laissez le soin s'accomplir jusqu'à l'apaisement complet.

Médecine de la vibration du nom

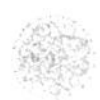

Cette médecine est une modification vibratoire de la relation aux autres. Modifiez l'énergie de votre lignée pour vous ouvrir aux autres !

1 – Asseyez-vous confortablement et fermez les yeux.

2 – Répétez plusieurs fois à voix haute votre prénom et votre nom de famille.

3 – Cherchez où le son se pose : est-ce au niveau de la bouche, du plexus, en haut de la tête ? Ressentez l'énergie vibratoire du nom dans votre corps, ressentez l'émotion que cela produit.

4 – Faites une pause, relaxez-vous deux minutes.

5 – Fermez les yeux et, au lieu de prononcer votre prénom et votre nom de famille, prononcez votre prénom en ajoutant « de la Terre ». Par exemple, « Julie de la Terre » ou « Vincent de la Terre ».

6 – Observez la modification vibratoire que cela produit dans votre corps.

7 – Imaginez une situation courante, au travail, en famille, en soirée...

8 – Visualisez cette situation en répétant votre prénom et votre nom de famille, puis, dans un deuxième temps, en répétant votre prénom et en ajoutant « de la Terre ».

À chaque fois que vous remplacez votre nom de famille par « de la Terre », vous modifiez votre dépendance aux autres. En devenant une personne « de la Terre », vous trouvez une unité, vous faites partie du monde et vous allégez votre rapport et vos dépendances aux autres.

CHAPITRE 2

Oser ses peurs

Ce qu'il y a d'extraordinaire, c'est un homme ordinaire.

Attribué à Lao Tseu

La fusion

La fusion est souvent apparentée à la perte : peur de se perdre, peur de perdre son identité, peur de ne plus exister… En amour, par exemple, on parle souvent de relations fusionnelles : l'amoureux abandonne son monde pour celui de l'autre. Mais, à mon sens, on devrait parler d'absorption plutôt que de fusion. Pour citer Oscar Wilde : « Être un couple, c'est ne faire qu'un. Oui, mais lequel ? »

Tous les organismes vivants connaissent le principe de la fusion. Les hommes en sont issus : si l'ovule ne fusionnait pas avec le sperme, nous ne serions pas là… Alors, pourquoi avoir peur de ce principe originel, de ce qui nous fait vivre, de ce qui fait grandir le monde ? Et si ce qui nous faisait peur n'était pas la fusion, mais plutôt l'absorption ?

La fusion nous enrichit, l'absorption nous annihile…

Si nous imaginons la fusion comme l'absorption d'un dominé par un dominant, l'équation est simple : 1 + 1 = 1. Celui qui déverse son monde dans le nôtre nous fait reculer, même si, parfois, c'est avec notre consentement. La fusion, apparentée ici à une manipulation, peut être perçue comme bienfaisante, comme dans le cas de la rencontre avec un pygmalion, une personne qui nous rend magnifique en nous façonnant avec sa lumière. Mais, que nous soyons consentant ou non, cette fusion fait reculer notre monde, la vision de l'autre prenant toute la place. Il s'agit bien ici d'absorption, non de fusion.

Pour l'Indien, la fusion est un tout autre processus. L'Indien est un buveur de vent, un dévoreur de monde. Lorsqu'il arrive à la vie, tout ce qui l'entoure ne parle que de lui. Dans chaque être qu'il rencontre, c'est lui qu'il rencontre.

Chaque rencontre est une fusion heureuse, une occasion d'ouvrir des portes, de découvrir de nouveaux territoires. Contrairement aux Occidentaux, l'Indien ne fait pas de celui qui ouvre la porte le propriétaire du territoire. Il lui laisse simplement le rôle du messager, et s'approprie ce nouveau territoire.

Osons la fusion, elle nous révèle ! Une porte s'ouvre et nous transforme à jamais, comme une goutte de vin peut troubler un verre d'eau et modifier le liquide.

L'engagement amoureux

Que signifie avoir peur de l'engagement amoureux ? Commençons par le commencement, c'est-à-dire par la rencontre.

Dans le monde occidental, il y a la croyance que toute séduction comporte une part de conquête. Que la séduction soit mutuelle ou non, l'un des deux pensera séduire l'autre ou captera son attention. On peut être étonné de plaire ou d'être séduit parce qu'on ne sait pas ce que l'autre a vu ou imaginé. Parfois, quand l'enthousiasme de celui qui vous approche est trop grand, on peut avoir peur d'être découvert, que l'autre soit déçu, qu'il parte. Dans ce schéma, comme au tout début de votre vie, le monde extérieur doit vous séduire.

Dans le monde amérindien, la rencontre n'appartient pas aux protagonistes. Personne ne séduit ni n'est séduit, c'est la vie qui établit la connexion. Vous pouvez vous fermer à une connexion, mais, quand les corps s'en mêlent, il est difficile de ne pas se soumettre à l'appel. Quand la vie connecte deux êtres, il y a une relation d'égalité. Chez l'Indien, l'amour est révélé par la connexion.

L'autre, dans cette confiance, dans cette connexion, va ouvrir une part de moi que je ne connais pas et qui ne peut exister que si nous nous rencontrons.

Les histoires d'amour sont d'abord des histoires où les deux personnes sont gagnantes, soumises à la loi de la vie, où personne n'est soumis au pouvoir de l'autre. Cela change évidemment la relation : quelle que soit la durée de cette relation, vous avez ouvert une part de vous et vous vous êtes transformé complètement. Quand vous tombez amoureux, pensez, selon le schéma amérindien : « Waouh ! La vie me connecte, c'est super ! » Ne placez ni temps ni objectif sur cette connexion. Si la vie vous connecte, nul besoin de séduire ou de conquérir l'autre, il suffit de laisser cette danse éveiller une part de vous qui vous étonne et vous transporte. Dans le schéma chamanique, ce qui a fusionné ne peut pas être séparé. Que vous tombiez amoureux pour un jour, dix jours, dix ans ou cent ans, la fusion qui se produit, votre transformation, est pour l'éternité. Avoir peur d'aimer, c'est toujours avoir peur de se transformer.

La manipulation

C'est une erreur de penser que l'on peut être manipulé à son insu. Prenons l'exemple d'une séance d'ostéopathie : si votre inconscient n'est pas d'accord pour la manipulation, votre corps se bloque et l'ostéopathe ne peut rien faire. Pour être manipulé, il faut être deux et une partie inconsciente doit valider cette connexion. Il peut y avoir manipulation dans les relations professionnelles, dans les rapports amoureux, dans le domaine de la sexualité… Essayons de comprendre, à partir d'exemples, pourquoi l'Occidental peut être manipulé, mais pas l'Indien.

Je rencontre régulièrement des femmes qui, par leur éducation et leur entourage, sont soumises à l'obligation de combler leur mari. Dans les journaux, dans les livres, il est question d'épanouissement sexuel, d'une sexualité plus créative, plus libertine, et cela crée parfois un conflit entre la culture familiale et la société.

Que se passe-t-il lorsqu'une femme épouse un homme qui respecte les codes de la bienséance en société, mais qui, dans l'intimité, lui propose un parcours libertin ? On lui a enseigné qu'elle devait combler les désirs de son mari et, par convention, elle dépasse sa peur du libertinage… Voilà une solution au conflit ! Si l'expérience est négative, elle vivra cela comme un sacrifice ; dans le cas contraire, elle la vivra comme une offrande. Dans les deux cas, elle peut se dire qu'elle n'est pas responsable, qu'elle n'agit que pour le bien-être de son couple. Elle obéit. Supposons encore qu'ils divorcent : que devient-elle alors ? La femme revient au point de départ et l'homme emporte sa liberté avec lui. Ce qu'elle a vécu, et qui demeure ancré en elle, constitue un poids qui peut l'isoler. Elle est bel et bien transformée, mais ne peut l'admettre. Pour elle, la seule solution pour refermer la porte sur cette histoire est de se poser en victime : que la responsabilité de l'expérience revienne au manipulateur et qu'elle lui fasse assumer un sentiment de destruction.

Si dans cette situation elle adopte le schéma amérindien, son être s'ouvre à une possibilité et la confronte à sa pratique sexuelle. Si elle choisit de vivre l'expérience, son désir rejoint alors celui de son compagnon. Mais si elle éprouve des réticences, si elle a l'impression de commettre une transgression, elle prend le temps d'étudier ce blocage pour trouver comment faire évoluer son regard sur sa sexualité :

quels sont ses fantasmes, que lui propose la vie avec cette rencontre, comment réfléchir à sa sexualité ? Ce qu'elle vivait auparavant était-il trop limité pour elle, ou l'inverse ? Que veut-elle vraiment ? C'est à elle de choisir ses limites, de décider ce qu'elle peut et veut vivre ; la réponse est dans son regard. Quelle que soit l'issue, à ce moment-là, dans les yeux de cet homme qui propose autre chose, elle doit valider ce dont elle a envie. Sur le plan chamanique, il ne peut y avoir de manipulation : il n'y a que des êtres qui « marchent leur liberté », qui « marchent ce qu'ils sont ». Nous ne sommes pas des marionnettes : personne ne peut entrer chez nous et décider de nous faire faire ce que nous ne voulons pas.

Il en est de même sur le plan professionnel. Si une personne vous regarde et vous dit : « J'ai confiance en toi, je sais que tu peux le faire », une part de vous a l'impression d'avoir atteint ses limites et une autre voudrait être exceptionnelle. Si une personne ayant le pouvoir vous dit « Je sais que tu peux le faire », le désir de la croire va vous inciter à repousser vos limites et vous allez accepter des objectifs qu'une partie de vous sait être irréalisables. Mais c'est la partie de vous qui entend « Tu peux être extraordinaire » qui s'acharne et mène la danse et vous allez vous démener pour y arriver. En cas de réussite, le niveau d'exigence des uns et des autres peut augmenter et la quête d'« extraordinaire » n'en finit plus. En cas d'échec, un sentiment de déception peut s'installer, car vous oubliez que la demande était irréalisable, vous pensez qu'on a cru en vous à tort et vous risquez d'être effondré.

Dans cette situation, votre entourage peut vous dire que vous êtes manipulé, épuisé, trop gentil, etc. Mais en réalité, non, c'est l'envie d'être extraordinaire qui vous tient en esclavage et qui permet à des âmes peu bienveillantes d'en profiter. C'est ainsi qu'il faut analyser la situation dans un schéma chamanique : la vie vous confronte à votre volonté d'être l'élu, à l'idée d'être extraordinaire, de sortir du monde.

Lorsque vous êtes confronté au désir d'être distingué, voyez-vous plutôt comme un maillon : l'autre n'est qu'un messager, vous ne pouvez plus être manipulé.

La sidération

L'état de sidération n'existe que dans votre conditionnement d'Occidental. C'est un état extrêmement douloureux dont il faut absolument tenir compte. Il existe parce que votre réalité est soumise au monde extérieur. Dès l'enfance, vous échappez à la vision indienne où tout est connecté pour entrer dans la vision occidentale où le monde est divisé entre le monde de la matière, celui du végétal, celui de l'animal, celui de l'homme et celui de l'esprit. Ces divisions, marquées par des murs et des frontières infranchissables, impriment une réalité de l'univers très éloignée de votre sensibilité originelle. Vous apprenez à vous dédoubler et à créer un réel qui peut être partagé. C'est le même principe sur le plan émotionnel : on peut vous donner une gifle et vous dire que c'est pour votre bien ! Pourtant, vous avez eu mal... Le monde extérieur et le vécu ne sont pas toujours en harmonie.

Dans le monde chamanique, le monde du dedans est l'expression du monde du dehors : lorsque la réalité est différente de celle du monde extérieur, l'Indien pense qu'il doit écouter cette dissonance en lui. Il arrive qu'on nous prête des propos que nous n'avons jamais tenus, ce qui peut créer des conflits, chacun étant sûr de ce qu'il affirme. Si vous abordez la situation autrement, si vous pensez que les affirmations contradictoires sont toutes vraies, vous pouvez trouver en vous les raisons du conflit et apporter une réponse adaptée. C'est cela, la sidération vue par le chaman : « Tout est moi », ces deux réalités m'appartiennent, elles me guident vers une introspection pour évoluer, pour harmoniser les incohérences et me comprendre. Ainsi, vous ne restez plus enfermé dans un monde avec le sentiment d'être fou parce que l'autre voit, entend, comprend les choses différemment et met en doute vos perceptions. Dans le monde de l'Indien, tout est exploration.

Médecine du rêveur

Que vos jours deviennent vos nuits, que votre réalité devienne un rêve… C'est l'histoire de cette médecine. Avec elle, vous commencerez à vibrer en étant le monde.

Pour cette médecine, il vous faudra :

- *un endroit calme où vous pouvez dessiner au sol (avec votre main ou une craie, par exemple) ;*

- *de quoi écrire ;*

- *une cordelette assez longue ;*

- *une craie, éventuellement.*

1 – Prenez de quoi écrire et asseyez-vous au calme.

2 – Souvenez-vous d'un événement qui vous a paru douloureux ou au contraire très plaisant.

3 – Rejouez le film de cet épisode de votre vie et écrivez cette histoire.

4 – Lisez votre texte en pensant que toutes les personnes évoquées sont vous, que tout est une part de vous : la personne avec qui vous avez été heureux, celle avec qui vous avez eu des mots, etc.

5 – Pensez votre texte comme un rêve dans lequel tous les personnages sont une part de vous et dans lequel les objets ont une fonction.

6 – Quelles sont les parties de vous qui se rencontrent ? Faites-les dialoguer et amplifiez le conflit ou le bonheur.

7 – Dessinez un carré au sol.

8 – Placez-vous au milieu de ce carré, face à l'est, et repensez à votre histoire. Laissez-la descendre dans votre corps et regardez ce qu'il se passe en vous.

9 – Avec la cordelette, formez un cercle autour de ce carré : vous serez étonné de constater à quel point le cercle modifie et transcende votre histoire.

10 – Toujours face à l'est, recevez dans votre cœur le message de l'univers et remerciez.

CHAPITRE 3

Sortir des répétitions

On ne peut pas entrer une seconde fois
dans le même fleuve...

HÉRACLITE

L'enfer des répétitions... Seul l'homme occidental connaît cela, car, dans l'univers, de l'infiniment petit à l'infiniment grand, rien ne se répète exactement malgré l'existence de cycles. Chaque flocon de neige, chaque grain de sable, chaque saison... Tout est différent. Vous ne trouverez jamais deux fois la même violette, même si elle provient de la même bouture. Dans l'univers, le mouvement est la seule constante. L'homme a créé la répétition et, pour cela, il lui a fallu créer un cadre fixe, comme un ballet dont il répète inlassablement les pas.

Notre conception de la vie est différente de celle de l'Indien : dès son plus jeune âge, l'Indien apprend à « être » le monde ; il ouvre ses sens et apprivoise le mouvement et la transformation comme une musique familière à laquelle il peut faire confiance. Le sens de sa vie, c'est d'en découvrir l'harmonie, et pour cela, pour laisser naître cette harmonie en lui, il doit être le plus paisible possible. Sa route est de s'ouvrir à la danse et de danser sans peur, avec une confiance absolue dans l'inconnu. Il sait que demain ne peut pas ressembler à hier, là réside la force de l'accouplement avec la vie.

Les relations amoureuses stériles

L'intérêt de la répétition, c'est l'habitude, la connaissance du chemin à parcourir. En amour, par exemple, on a parfois l'impression, dès la première rencontre, de se connaître depuis toujours. Lorsqu'une relation nous semble familière, on se sent à l'aise et confiant dans l'avenir.

Imaginons que vous soyez née dans un milieu familial plutôt violent, avec un père qui aime s'imposer par des cris, et peut-être des coups, et qui méprise un peu sa femme. Plus jeune, vous vous êtes juré de ne jamais choisir un homme comme lui. Pourtant, la vie vous pousse toujours dans les bras du même type de compagnon. Comment expliquer cela ?

Même si l'homme que vous rencontrez semble différent de votre père, il lui ressemblera beaucoup par la suite parce que votre vision de la relation de couple est calquée sur ce que vous avez connu. Vous vous sentez en sécurité, car vous savez exactement comment agir avec une telle personne, ce qui vous donne du pouvoir. Vous savez à quel moment vous éloigner d'une personne qui s'énerve, vous savez esquiver les coups. Vous recréez une relation connue, et, au fond, cela représente une forme de sécurité. Vous finissez en larmes, mais vous connaissez la chute ; elle vous est familière, et c'est l'essentiel. Vous vous dites : « Mais, je ne suis pas maso ! Pourquoi j'y retourne, puisque je vais souffrir ? »

Bien sûr que non, vous n'êtes pas maso ! Mais pensons à cette souffrance : quand vous vivez des situations qui se répètent, vous imaginez que vous pouvez, que vous savez y faire face, et cela, pour l'éternité. Ce qui se répète ne meurt pas. Vous savez que vous allez vous en sortir, vous avez donc le contrôle. Au contraire, dans une situation que vous ne comprenez pas, dans laquelle vous n'avez pas vos repères, vous avez l'impression que le risque est plus grand. Qui sait ce qui va se passer, comment l'histoire continuera, dans quel état elle vous mettra ? Elle pourrait vous détruire.

Dans cette culture du « mort », comme disent les Indiens, on préfère aller vers ce qui fait souffrir, mais ne tue pas, plutôt que vers l'inconnu qui pourrait nous anéantir. Quitte à passer à côté du bonheur.

Les schémas de souffrance

Les Occidentaux ont imaginé une vision pyramidale du monde pour tenter de maîtriser le mouvement de l'univers. Ils ont créé des barrages, des villes, des monuments pour « l'éternité ». Ils tentent de contrôler les espèces, la nature, le temps, sans place pour la folie de la vie. Leur carte du monde permet la répétition et couvre le bouillonnement de l'univers qui les effraie tant. Ils écrivent un ballet dont ils connaissent chaque pas.

Au fond, il n'est question ici que d'une chose : de sécurité. L'homme veut tout maîtriser, car il n'a pas confiance en la vie, cette vie qui se termine fatalement par la mort. Pourtant, la vie et la mort sont indissociables. Pour l'Indien, la vie, considérée comme une danse, ne s'arrête jamais : une danse en remplace une autre, le ballet ne s'arrête pas... Est-ce que la chenille meurt pour devenir papillon ? Un Occidental répondra oui.

Poser des limites sans se sentir limité

La peur du mouvement n'est, au fond, qu'une peur de mourir à ce qui a été. C'est la peur d'un lendemain qui ne ressemblerait pas à hier. Nous sommes conditionnés pour créer la vie telle qu'on l'imagine. Il en est de même pour notre vie intérieure. Dans les premières années,

43

on écrit une histoire pour vous et vous devenez un personnage : vous êtes un perdant ou un gagnant, une victime ou un bourreau... Qu'importe ! Votre costume est prêt, l'histoire peut commencer. Vous allez intégrer un schéma connu depuis des milliers d'années et vous allez le répéter. Quelque part, vous avez l'impression d'être à l'abri de l'inconnu, qui semble plus dévastateur. Mais que cette histoire est triste ! Pour y remédier, il est important de faire entrer et vivre l'Indien en soi. Comment ? Ouvrez vos sens et apprenez à entendre la vibration du monde. Vous vous rendrez alors compte que vous superposez deux réalités, la vôtre et celle de l'univers.

Les trois médecines suivantes vous permettront de faire vos premiers pas pour sortir des répétitions et pour distinguer votre conditionnement et votre être, qui ne racontent pas la même histoire.

Médecine du piano

Cette médecine est une rencontre avec les informations vibratoires et une initiation entre amis pour apprivoiser cette connaissance. Je l'ai appelée « médecine du piano », car les cailloux utilisés sont posés comme des notes de musique sur une portée. Avec cette médecine, chacun peut découvrir la vibration harmonique qu'il crée dans un groupe.

Pour cette médecine, il vous faudra :

- *inviter quatre ou cinq amis ;*

- *autant de cailloux ou de petits objets de votre choix que de personnes invitées.*

1 – Demandez à vos amis de se placer en ligne.

2 – Postez-vous à environ cinq mètres de distance, face à eux.

3 – Avancez vers la première personne sur la ligne et laissez votre corps s'arrêter tout seul. Si votre corps n'a pas envie de démarrer, n'insistez pas et avancez vers la personne suivante.

4 – Déposez un objet à l'endroit où vous vous êtes arrêté.

5 – Répétez la même chose pour chaque personne sur la ligne.

6 – Inversez la situation : demandez à chacun de vos amis de venir vers vous l'un après l'autre et de marquer l'endroit de l'arrêt par un objet.

7 – Observez la différence entre votre ligne d'objets et la leur.

8 – Cette différence marque peut-être le fait que votre cerveau peut se sentir proche de quelqu'un, alors que votre corps vous en place à distance, ou inversement. Vous pouvez penser qu'un ami est très proche, alors que lui se tient à une certaine distance. Il en est de même pour une relation amoureuse, et notre conception de la personne idéale peut être confirmée ou infirmée par la rencontre vibratoire.

La phrase magique – 1

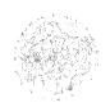

Cette médecine permet de sortir de la peur de souffrir qui freine souvent l'engagement. Pour s'engager, il faut admettre que tout se termine un jour ou l'autre. Osez pratiquer cette médecine, c'est une vraie délivrance !

1 – Quand vous débutez une relation qui vous semble prometteuse ou un travail qui vous comble, pensez ceci : « De toute façon, un jour, je le perdrai. C'est la seule certitude que j'ai. » Dites-vous bien cela : « Je vais le perdre. »

2 – Tout a une fin, il est inutile d'avoir peur. Acceptez que la vie appose le mot « fin » sur ce que vous avez construit. Le fait de le savoir apporte un véritable soulagement. Si vous n'êtes plus obnubilé par l'idée de conserver éternellement qui vous aimez, ce que vous faites ou ce que vous possédez, vous investirez votre présent avec légèreté. Paradoxalement, c'est une garantie de longévité.

La phrase magique – 2

Quand, dans une relation, vous sentez que vous redevenez une petite fille ou un petit garçon qu'on n'écoute plus, que vous régressez, c'est que vous avez retrouvé un fantôme du passé. Vous pouvez vous sentir dépassé émotionnellement, vaincu, transparent ou devenir hystérique... Comment rester présent ? Comment vivre les relations dans un état émotionnel agréable ? Pour cela, il faut modifier les vibrations énergétiques qui se dégagent quand vous écoutez l'autre, quand vous vous adressez l'un à l'autre. Cette médecine permet d'accepter des opinions différentes sans avoir peur de disparaître ou de régresser.

1 – Quand vous êtes confronté à une situation conflictuelle, pensez à cette phrase magique : « Il/elle a le droit de penser cela. »

2 – Prononcez mentalement cette phrase plusieurs fois, comme un mantra : « Il/elle a le droit de penser cela. » Cette phrase est un trésor, une clé. Énergétiquement, vous sentirez la différence.

3 – Quand vous vous sentirez soulagé, allez plus loin et réalisez qu'en fait vous vous dites : « J'ai le droit de penser autrement. » Il n'y a pas de parole unique, dominante. Il est possible d'accepter d'autres paroles.

4 – Quand vous serez bien entraîné, approfondissez la démarche et ajoutez : « Il/elle a le droit de le dire sur ce ton. »

Sortir de la focalisation

– Un jour, nous allons tous mourir Willy.
– Oui, mais tous les autres jours, nous allons vivre.

La focalisation

La focalisation est le fait de se concentrer sur une idée, un objectif comme avec un appareil photo ou une caméra. L'homme n'est pas le seul à utiliser cette technique, mais, dans notre conditionnement, cette capacité a été détournée à des fins de compétition. Notre société encourage les gens à se focaliser sur un objectif : quel que soit le domaine (sportif, professionnel, etc.), celui qui gagne est celui qui se focalise le plus sur la réussite. Parfois, voire souvent, cela génère de la souffrance, notamment parce que cela empêche d'avoir une vision globale.

Prenons un exemple : un aigle en plein vol, affamé, cherche de quoi se nourrir. Il focalise son attention sur le sol et repère une proie. Quand il plonge sur l'animal, il est concentré uniquement sur son objectif. Une fois qu'il l'a attrapé et mangé, lorsqu'il est rassasié, il reprend son vol, simplement, et, pour lui, de nouveau, tous les animaux sont placés sur le même plan. Imaginons notre aigle conditionné à l'occidentale : il va se focaliser sur le fait qu'il est un superchasseur. Lorsqu'il aura attrapé une proie, il la mettra de côté et essaiera d'améliorer sa technique pour en attraper encore plus, encore plus vite. Et il agira ainsi en permanence. Il ne saura plus voler simplement : il sera devenu un expert du piqué et ne regardera plus les animaux autrement que comme des proies à consommer. Il ne fera plus partie d'un ensemble : il s'en sera extrait par sa focalisation extrême et constante.

Revenons maintenant au monde des Indiens... Lorsqu'il a faim, l'Indien se focalise sur la sensation de faim et cherche de la nourriture. Une fois rassasié, il cesse d'être un prédateur. Dans l'univers de l'Indien, on est tantôt un prédateur, tantôt une proie. Lorsqu'il est prédateur, l'Indien est dans ce mouvement, mais prend juste ce dont il a besoin avant de revenir à l'ensemble. Lorsqu'il est une proie, c'est en se décomposant qu'il revient à l'ensemble... Nul besoin de compétition ni d'amélioration d'un système.

Apprivoiser la souffrance

Si nous sommes tellement attachés à la focalisation, c'est pour éviter la souffrance. En nous focalisant sur un seul point, nous essayons de maîtriser les situations. Et ce sentiment de puissance fait disparaitre le reste.

La souffrance nous effraie. Comme si souffrir était un signe d'échec. Comme si souffrir faisait de nous un incompétent ou une victime...

Pour sortir de la focalisation, il est essentiel d'apprivoiser la souffrance. La souffrance fait partie de la vie au même titre que la joie, la haine, l'amour... Toute délivrance, toute naissance comprend une part de souffrance, et tant que nous ne laissons pas de place à ce sentiment, la peur de souffrir nous poussera vers la focalisation avec des conséquences bien plus douloureuses que celles que nous croyons avoir évitées.

Transformer ses blessures en ouvertures

La focalisation permanente crée le vide autour de nous. C'est en osant remettre en cause votre système de valeurs que vous trouverez l'ouverture, la possibilité de transformer vos blessures. Si vous avez atteint des sommets et que votre réussite a créé un désert autour de vous, si vous êtes « tombé » et que vous vous sentez happé par le vide, acceptez de ne pas répéter la situation. Prenez le temps de regarder autour de vous : à qui avez-vous dit « non » ? Pourquoi ? Quel a été votre moteur ? Avez-vous intégré un système où il faut réussir pour être un homme ? C'est en osant remettre en cause votre système de valeurs que vous trouverez l'ouverture, la possibilité de transformer vos blessures. Considérez votre réussite et demandez-vous en quoi elle fait de vous un homme.

Je me souviens d'un homme qui avait travaillé comme un fou pour offrir une belle maison à sa famille. Mais, quand la maison a été terminée, sa femme a divorcé. Bouleversé, il lui a dit : « Mais, j'ai travaillé comme un fou, j'ai tout donné pour mon foyer ! » Mais elle lui a répondu : « Non, j'ai été seule tout le temps. »

Cet homme était effondré, car, pour lui, aimer signifiait gagner de l'argent et construire une maison pour sa famille. Et il se lamentait, car il ne savait pas comment faire autrement et parce qu'il n'avait pas le courage de tout recommencer. Pour lui, commencer une nouvelle histoire consistait à « recommencer », c'est-à-dire de nouveau à gagner de l'argent pour reconstruire une maison.

Je lui ai dit : « La vie vous fait un beau cadeau en vous montrant que le schéma que vous suivez ne fonctionne pas. Il est peut-être temps de réaliser qu'il est possible d'aimer sans produire. Avez-vous assez de valeurs pour constituer votre propre richesse ? »

Et l'histoire a pu commencer...

L'homme riche est celui qui ne s'attache pas aux images, qui ne pense pas qu'il faut « emplir le panier » pour être aimé. Dans l'exemple précédent, la blessure de cet homme a été une ouverture. Lorsque vous avez une blessure, cherchez-en la dynamique. Que cherchiez-vous ? À être aimé ? À être reconnu ? À être en sécurité ?

Posez-vous la question : n'y a-t-il pas autre chose « en dessous » ? Et commencez la route en partant de ce qu'il y a de plus précieux : « vous ».

Élargir sa vision

Qu'y a-t-il de dangereux à donner vie en vous au rêveur, à l'amant, au père, à la mère, au travailleur, etc., et à laisser jouer toutes ces facettes de vous à égalité ou, au moins, sans être fasciné par une plus que par une autre ? Si vous jouez avec l'ensemble des êtres qui vous constituent, vous allez avoir envie d'en découvrir d'autres et, sans doute, de bouger. Et cela, souvent, est effrayant.

Nous nous attachons à rester tels que les autres nous perçoivent, pour ne pas les perdre. Pour que dure un mariage ou une amitié ou un travail..., nous nous obligeons parfois à l'immobilisme. Très souvent, c'est cela qui entraîne la fin... En ouvrant des parties de nous, muettes ou inexistantes au temps de la première rencontre, nous soumettons l'autre à notre transformation et risquons ainsi de déséquilibrer la relation. Mais cela peut tout autant nourrir la relation !

Ces mouvements sont intéressants, car, comme le souffle est fait d'inspirations et d'expirations, on peut naturellement et joyeusement donner sa place aux personnages qui veulent s'exprimer, sans pour autant les privilégier. Nous pouvons être ingénieur, et joueur de foot, et musicien d'orgue, et critique de cinéma... Nous pouvons être tout cela, et les autres peuvent nous reconnaître dans notre danse. Dans cette vision horizontale de notre propre réalité, toutes les parts de nous ont droit à la parole et rendent possible la réussite d'une vie avec moins de souffrances, car l'attachement à une seule réalité identitaire n'est plus aussi vital pour maintenir l'équilibre.

Trouver la souplesse vibratoire

Notre conditionnement ne nous a pas appris à nous focaliser sur un sujet, puis à reprendre une vision globale pour nous ouvrir de nouveau. La médecine des ronds dans l'eau peut vous y aider...

Quelles que soient vos blessures, le mouvement vers l'ensemble fait partie de la vie. Rien ne sert de focaliser sur vos souffrances, vous ne les empêcherez pas. Pensez que vous êtes « fabriqué » pour les vivre. N'y attachez pas plus d'importance qu'à la joie : tous les sentiments sont un mouvement de la vie.

Médecine des ronds dans l'eau

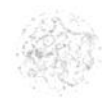

Cette médecine permet de relativiser et de se joindre au mouvement de la vie. Agrandissez le cercle !

Pour cette médecine, il vous faudra :

- *aller près d'un point d'eau ;*

- *quelques cailloux.*

1 – Jetez un caillou dans l'eau et observez les cercles qui se forment à la surface : un, deux, puis trois...

2 – Remarquez que les cercles s'élargissent immanquablement et finissent par se dissiper pour ne plus faire qu'un avec l'eau.

3 – Jetez un autre caillou et, tout en observant les ronds à la surface, pensez à ce qui vous fait souffrir.

4 – Laissez votre souffrance se dissiper dans l'histoire de votre vie, comme les ronds se dissipent dans l'onde.

51

Prenons un exemple douloureux, et comparons la souffrance qu'il provoque avec les cailloux de la médecine des ronds dans l'eau.

Vous venez de perdre l'amoureux à qui vous aviez consacré votre vie. Le monde autour de vous semble s'être vidé. Plus rien n'existe…

Jetez votre pierre, votre souffrance dans l'eau.

Toutes vos émotions sont concentrées dans le premier cercle qui se forme à la surface.

Remontez le fil de votre vie et observez maintenant le deuxième cercle : vous avez déjà vécu des pertes – un être cher, un animal, un travail… Vous savez ce que signifie « perdre ». Visualisez votre souffrance et voyez-la rejoindre toutes les autres souffrances que vous avez connues, toutes ces expériences de vie que vous avez finalement surmontées, quel que soit le temps que cela vous a pris.

Observez maintenant le troisième cercle : voyez toutes les ouvertures qui se sont formées à la suite des événements douloureux. Observez qu'il faut perdre pour avoir, constatez que la vie donne et reprend.

Cette loi nous concerne tous, car c'est la loi de la vie. Parce que nous recevons, nous perdrons. Mais ne pensez pas « perdre » ; pensez « recevoir », comme dans la petite histoire de Billy et Willy, que j'affectionne particulièrement :

Billy dit à Willy : « Un jour, nous allons tous mourir Willy. »

Et Willy lui répond : « Oui, mais tous les autres jours, nous allons vivre. »

Médecine de l'absence

Un jour, c'est sûr, nous allons souffrir et « perdre ». Mais tous les autres jours, nous allons vivre et recevoir ! La médecine de l'absence permet d'habiter le monde et de supporter, d'accepter la souffrance autrement.

Pour cette médecine, il vous faudra :

- *aller près d'un point d'eau, en forêt ou dans un parc en ville ;*

- *quelques cailloux.*

1 – Rendez-vous près d'un point d'eau, en forêt ou même dans un parc en ville.

2 – Tout en marchant au bord de l'eau, pensez à votre souffrance. À chaque évocation de l'absence ou du manque, ramassez un caillou. Peu importe le nombre.

3 – Jetez un premier caillou dans l'eau en pensant que vous rendez votre douleur à l'univers.

4 – Observez le caillou qui plonge : prenez le dessin qu'il forme à la surface comme un message.

5 – Jetez les cailloux les uns après les autres, sauf le dernier que vous conservez.

6 – Pensez à un événement qui a cessé d'être douloureux et n'est plus qu'un souvenir.

7 – Marchez et ramassez un caillou qui représente cet événement.

8 – Jetez ce caillou en imaginant que les ronds dans l'eau sont l'expression physique de la dissolution de cette blessure passée.

9 – Marchez et ramassez un autre caillou qui, cette fois, représente toutes les pertes et blessures que vous avez connues.

10 – Jetez-le en pensant qu'il rejoint la danse de la vie.

11 – Enfin, prenez le caillou que vous aviez mis de côté au début de la médecine et jetez-le en pensant qu'il rejoint la route de la vie et que la douleur aussi a une fin et disparaît dans le tout.

Partie 2

L'AUTRE EST UNE PORTE QUI MÈNE À SOI

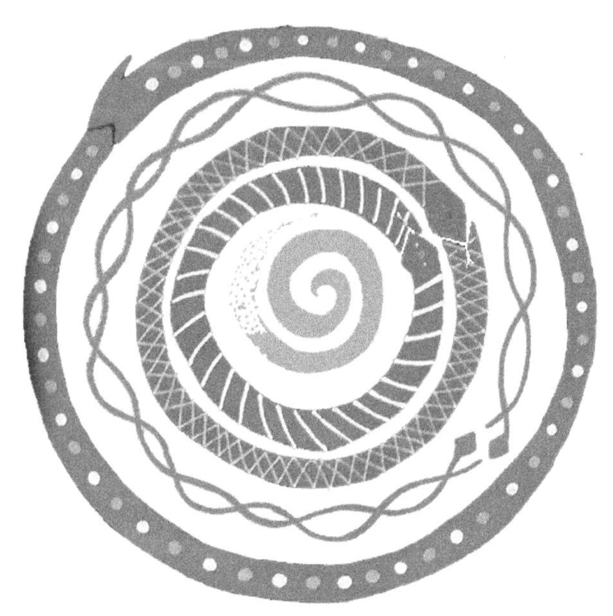

CHAPITRE 1

Être connecté à soi, aux autres, à l'univers

Dans chaque être que tu rencontres,
c'est moi que tu rencontres.

Enseignement tiré de la Bible, paroles de Jésus

L'autre...

Comment définir « l'autre » ? Dans le monde occidental, l'autre est d'abord un étranger. Chez les peuples racines, l'autre est un frère. Peu importe qu'il vienne du nord, de l'est, de l'ouest ou du sud, c'est un frère d'une autre direction.

Aller vers un étranger ou aller vers un frère, cela change tout. Dans le premier cas, vous effectuez une sélection, vous évaluez si l'autre est dangereux, s'il faut le séduire, s'il est de votre milieu, si vous devez l'éviter ou coopérer avec lui, etc. Dans le deuxième cas, la relation est ouverte. La différence est essentielle ; les bénéfices sont différents. Il est possible d'établir une connexion à l'autre avec son cœur et sa curiosité, comme un Indien, ou de se comporter en douanier qui vérifie, à travers le filtre de son propre monde, si l'autre a les « papiers » nécessaires pour entrer chez vous...

Autre différence majeure, dans le monde occidental, les portes s'ouvrent et se ferment, alors que dans le monde amérindien elles restent grandes ouvertes. Pour les Indiens, les relations aux autres, quels qu'ils soient, sont des connexions qui ouvrent et agrandissent leur monde. L'Indien fait partie de la toile de l'univers, à chaque rencontre, il agrandit sa conscience. L'Occidental est dissocié et cherche à contrôler un monde dont il se croit le cocréateur.

Sortir de la solitude

Que vous soyez sous les feux des projecteurs et très entouré ou que vous soyez solitaire, dépressif, souvent isolé, vous pouvez connaître la solitude… La solitude n'est pas le fait d'être seul ni de se sentir seul, c'est une question d'immobilité : on se sent seul quand on a l'impression que rien ne bouge, que l'on n'arrive pas à se renouveler. C'est la répétition d'un univers.

La solitude s'explique par la difficulté à « être en connexion », et la connexion est la respiration du monde.

Dans l'univers de l'Indien, la solitude n'existe pas, car tout bouge et se transforme en permanence, mais aussi parce que la réalité a plusieurs dimensions. Pour les Occidentaux, la réalité a un aspect physique (le corps, ce que l'on voit) et mental (l'esprit, qui nous permet de définir la qualité d'une personne). Pour un Amérindien, le corps est l'expression émergée qui donne accès à d'autres réalités, des réalités vibratoires que l'on peut imaginer comme des cercles de plus en plus grands qui aboutissent à une connaissance infinie. Lorsque l'Indien voit une plante, il voit son aspect concret, la réalité apparente, et lorsqu'il se connecte à la plante, il rencontre l'esprit de la plante, qui devient un enseignant. Ainsi, dans certaines tribus, les plantes ont transmis leur science aux hommes et leur ont appris, par exemple, à tisser le coton. Ailleurs, dans la toundra, certaines mères inquiètes pour leurs enfants partis au front demandaient à la prairie de leur donner des nouvelles. Comment faisaient-elles ? Elles se connectaient aux vibrations de la toundra et quand des soldats ont été portés disparus, elles ont pu indiquer où ils étaient tombés.

En Occident, la vision de l'être est très limitée. Aujourd'hui, pourtant, grâce au matériel spécialisé, nous connaissons l'existence des ondes et nous savons que nous sommes faits d'énergie. Mais nous n'avons pas intégré le fait que le corps n'est que le sommet de l'iceberg, la partie émergée d'un monde infini. Les arbres, les animaux, les cailloux, la mer, un de vos frères…, chaque être est une porte ouverte sur un territoire enrichissant. Dans ce cadre-là, la solitude n'existe pas : au-delà de l'autre, au-delà des apparences, il existe un monde où tout danse à l'unisson.

S'ouvrir à la sensibilité

Pour voir au-delà des apparences, il faut oser se connecter à sa sensibilité, il faut oser ouvrir ses sens.

Vous avez commencé l'apprentissage du langage des vibrations. Allez maintenant un peu plus loin. En ouvrant votre sensibilité aux animaux, par exemple, vous pouvez réaliser que ce sont des êtres vivants qui, comme vous, connaissent des émotions, ont une réalité, font preuve de sociabilité… et vous aurez alors du mal à manger un bifteck ou du poisson. Mais, me direz-vous, et les légumes ? Eux n'ont pas de cortex, et j'aime à croire qu'ils font partie de l'abondance. Mais j'adopte toujours une approche reconnaissante envers la nourriture et je ne supporte pas que l'on abîme la terre, je ne supporte pas les pesticides, le béton, le goudron à tout-va…

La sensibilité peut créer une forme d'anxiété, car elle nous met face à une forme d'impuissance. Ouvrir sa sensibilité peut faire peur, mais l'ouverture va de pair avec le travail sur l'impuissance. Lorsque vous ne pouvez « rien faire », vous pouvez malgré tout faire un tout petit pas : là où vous pouvez agir, agissez ! Si vous avez un jardin, par exemple, apprenez à aimer les fleurs, les arbres, les oiseaux… Je dis souvent à ma petite-fille : « Si tu veux m'offrir un bouquet, photographie les fleurs. Si tu aimes les fleurs, ne les tue pas, elles aimeraient avoir la lune ce soir pour dormir. » S'ouvrir, c'est mettre de la conscience, et mettre de la conscience, c'est rencontrer l'impuissance. Pour en sortir, il faut agir, même à un tout petit niveau.

Ne plus diviser le monde

« Cette personne n'a pas sa place chez moi. » « Je ne peux pas m'approcher d'elle. » « Ce n'est pas mon monde, pas mon univers ! » Ces quelques phrases nous parlent de division, de jugements…

Les Occidentaux ouvrent et ferment leur porte. Certains la franchissent, d'autres non.

Si nous trouvons une personne agréable un jour et différente le lendemain, nous fermons notre porte. Nous n'acceptons pas qu'une personne puisse être à la fois gentille, tyran, rêveuse, poète, active… Ne serait-ce que parce que nous nous efforçons nous-mêmes d'être uniques, de ne présenter qu'une seule facette de notre personnalité. Nous sommes conditionnés pour refuser les multiples expressions de nous-mêmes et des autres, comme si nous étions incapables de gérer la multiplicité des personnalités, leurs nuances, leurs subtilités. Nous cherchons à faire entrer les gens dans des cases, pour nous rassurer, pour ne pas être surpris. Le jugement nous permet de rester dans le même cadre.

« Quand je t'ai connu, tu n'étais pas comme cela, tu m'as menti… » Nous ne savons pas différencier la personne et ce qu'elle fait, nous n'acceptons pas de voir nos multiples facettes ni celles des autres. Les êtres et les choses sont multiples ; en nous focalisant sur un seul aspect, nous créons une grande solitude. Nos jugements aggravent cette solitude et nourrissent notre peur du mouvement, ce mouvement qui existe chez tous les êtres, vous compris.

Médecine de la chauve-souris

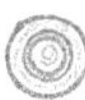

L'Indien considère chaque être comme lui-même, et lui-même est le monde. Cette médecine vous permettra de vous ouvrir à la connexion : connexion à vous-même, à l'autre, à l'univers.

Dans la tradition amérindienne, la roue de médecine est un cercle réalisé à partir des quatre points cardinaux, qui symbolisent les cycles de la vie. C'est une figure autour de laquelle s'organisent le cosmos et la vie de chacun.

Pour cette médecine, il vous faudra :

- *trouver un endroit où vous pouvez dessiner un cercle au sol ;*

- *selon l'endroit, une craie pour dessiner au sol ;*

- *de quoi noter ;*

- *quelques objets ou quelques cailloux identifiables.*

1 – Établissez une liste d'une dizaine de personnes environ et notez celles dont vous vous sentez proche – affectivement, intellectuellement ou professionnellement – et celles dont vous vous sentez éloigné.

2 – Pour chaque personne de votre liste, choisissez un objet ou un caillou identifiable.

3 – Dans un endroit calme, tracez un petit cercle au sol et placez-vous au centre.

4 – Pensez à une personne de votre liste, prenez l'objet qui la représente et avancez comme si vous alliez vers elle. Peu importe la direction, suivez votre instinct.

5 – Arrêtez-vous en vous disant : « Voilà, je pense à elle/à lui jusque-là », puis, à cet endroit, posez l'objet qui la représente. Notez que c'est la première position.

6 – Revenez au centre et recommencez de la même façon pour chaque personne de votre liste en revenant à chaque fois au centre.

7 – Lorsque vous avez terminé, reliez les objets dans l'ordre, du premier au dernier, en traçant un trait ou en posant une corde au sol, puis tracez un grand cercle tout autour.

8 – Retournez au centre du petit cercle et tournez-vous dans la direction de la dernière personne positionnée.

9 – Donnez un qualificatif à chaque personne selon son principal trait de caractère : le travailleur, le peureux, l'amoureux, etc.

10 – Regardez quelle personne est en face de vous, entre qui et qui vous êtes coincé, par qui vous êtes entouré, sur quelle direction elles se trouvent.

11 – Gardez en tête que chaque personne représente une facette de vous-même et constatez la signification de chacune de ces quatre directions :

- les personnes au nord représentent la vision de la société ;
- celles à l'ouest représentent la structure, les lois de votre famille ;
- l'est représente la loi de l'univers, que l'on doit retrouver partout ;
- le sud représente votre état émotionnel.

12 – Observez à quel point votre corps modifie la vision de votre territoire : par exemple, vous êtes face à votre ambition et votre amoureux est derrière vous, alors que vous étiez persuadé que l'amour avait une part essentielle. Cette médecine révèle la structure inconsciente de votre psyché.

Médecine de l'aiguille

Voilà un très beau rituel que vous pouvez pratiquer lorsque vous vous trouvez dans des situations de rupture brutale, lorsque, par exemple, vous avez « piqué une crise de nerfs » avant de regretter vos paroles ou vos actes...

Pour cette médecine, il vous faudra :

- *un objet fragile.*

1 – Choisissez un objet fragile que vous aimez et qui peut représenter une relation qui, après avoir été chère, est devenue douloureuse.

2 – Placez-vous dans un endroit où vous ne risquez rien et, tout en faisant attention à ne pas vous blesser, cassez cet objet. Tout simplement.

3 – Voilà ! Vous avez été capable de détruire ce que vous avez aimé. Cela peut vous aider à vous sentir fort, vous a fait faire un pas pour vous libérer d'un lien devenu douloureux. D'accord, vous êtes très puissant ! Mais, si vous deviez réparer ce que vous avez cassé, pourriez-vous le faire ?

4 – Constatez à quel point il est facile de casser et à quel point il est difficile de réparer. Lorsqu'il faut recoudre point après point une relation, comme avec une aiguille, c'est très douloureux. Il est plus facile de prendre des ciseaux que de manier l'aiguille : avec l'aiguille, vous devez être attentif à chaque point pour recoudre ensemble tous les morceaux. Point après point, et encore, et encore...

5 – Enlevez le pouvoir à l'autre : pensez que ce que vous avez détesté chez lui, ce qui vous a blessé se trouve aussi en vous et qu'en rompant brutalement vous rompez avec une part de vous sans l'avoir ni apprivoisée ni comprise.

CHAPITRE 2

Vers la transformation permanente

Le serpent qui ne peut changer de peau meurt.

FRIEDRICH NIETZSCHE

L'éveil de soi

Quand on suit la voie du guerrier, la voie de l'homme libre en choisissant de sortir de l'individualisme, il faut s'attendre à vivre des conflits intérieurs : une partie de vous sera effrayée, parce que vous aurez l'impression de lui demander de se laisser envahir par tout le monde. Mais si vous lui dites qu'il s'agit juste d'une transformation, que vous allez rester « un », cette décision sera peut-être plus acceptable. Cette partie de vous pourra avoir l'impression que vous allez vous transformer en girouette, que vous irez dans toutes les directions, que vous ne construirez rien dans votre vie. Procédez pas à pas pour découvrir que cette transformation peut être une ouverture, une aventure dans laquelle vous ne vous perdrez pas. Voyons comment...

65

À la rencontre de l'autre

Lorsque vous accueillez toutes les facettes de votre personnalité, lorsque vous avez appris à les apprivoiser, vous vous autorisez à vous rencontrer intimement, en profondeur. Vous n'y arriverez pas toujours, mais vous êtes sur la voie pour trouver toutes ces parties qui vous constituent, sans avoir l'impression d'être schizophrène ni divisé.

Prenons un exemple : vous rencontrez un père qui met une fessée à son enfant pour se faire obéir. Ce comportement vous met mal à l'aise, car, contrairement à cette personne, vous gardez toujours le contrôle de vous-même.

Quand perd-on le contrôle ? Lorsqu'on se sent impuissant. Ce père a peut-être répété la même chose dix fois, vingt fois, trente fois à son enfant, mais ce dernier fait toujours ce qu'il veut. Pourtant, c'est le père qui devrait avoir le pouvoir ! La pression crée une certaine violence chez les personnes à court d'arguments au point, parfois, de leur faire perdre le contrôle et de frapper.

À présent, cherchez si, de temps à autre, vous vivez ce type de conflit : n'êtes-vous jamais violent avec vous-même lorsque vous n'arrivez pas à faire ce que vous avez décidé de faire ? Vous qui vous maîtrisez en permanence, ne vous punissez-vous jamais de ne pas obtenir ce que vous souhaitez ?

Ce père représente en fait une partie de vous que vous n'aimez pas, celle qui est capable de perdre le contrôle... L'éveil de soi, c'est réaliser que le monde que vous nourrissez à l'intérieur de vous existe à l'extérieur. S'il vous arrive de ne pas pouvoir réaliser ce que vous souhaitez comme vous le souhaitez, cherchez l'Indien en vous et dites-vous : « Si la vie ne me donne pas ce que je veux, c'est qu'elle a peut-être autre chose à me proposer. Je ne suis pas seul, je danse avec l'univers. » En disant cela, vous découvrirez petit à petit que des parts intimes de vous méritent d'être reconnues et non brimées, apprivoisées et non exilées. Aimez-les pour les réparer.

S'ouvrir à un monde plus vaste que soi

Avancez tranquillement, en promettant à toutes les parties qui vous constituent que les choses se feront avec leur accord. La transformation, l'évolution, oui, mais avec leur accord. Je vous propose un premier pas très simple dans cette direction.

Lorsque vous rencontrez une personne que vous n'aimez pas, avec qui vous n'êtes pas à l'aise, votre premier réflexe est en général de ne pas poursuivre la relation au-delà des quelques minutes requises par la politesse. Mais prenez le temps d'observer cette personne, un peu plus longtemps que d'habitude. Lorsque vous serez seul, écrivez ce que vous n'avez pas aimé chez cette personne (« Il/elle n'est pas ceci ou cela », « Il/elle ne sait pas faire ceci ou cela », etc.). Ensuite, remplacez « il » ou « elle », par « je », puis relisez votre texte : vous serez surpris de découvrir que ce qui vous fait reculer, c'est d'abord quelque chose qui recule en vous. Il en va de même avec les personnes qui vous émerveillent, qui vous semblent extraordinaires… Prenez le temps d'observer une telle personne (et là je sais que vous allez prendre un peu plus de temps !) et faites le même exercice. En remplaçant « il » ou « elle » par « je », vous découvrirez que c'est la part de vous que vous n'osez pas ouvrir.

Ce petit exercice montre que l'autre peut être un informateur sur ce qu'il se passe à l'intérieur de vous et que s'approcher de quelqu'un revient à s'approcher de soi, de même que reculer en face de quelqu'un revient à reculer en face d'une part de soi.

Le premier pas pour s'extraire de l'individualisme consiste à croire que l'autre, avec ses défauts et ses qualités, pourrait être intéressant. Permettre aux éléments du monde d'être déclencheurs de ce qu'il se passe à l'intérieur de vous élargit votre territoire. Très souvent, nous jetons aux oubliettes ce que nous n'aimons pas en nous ou ce qui nous paraît trop beau pour nous, car nous n'y sommes pas reliés. L'autre, en libérant cela de vos oubliettes, devient un perturbateur bienvenu. Il vous connecte aux zones d'ombre ou de lumière enfermées en vous. Voilà pourquoi votre monde intérieur s'agrandit au contact du monde extérieur, vous donnant envie de sortir, et d'agrandir encore votre univers.

Sortir de la peur

Au lieu d'être le douanier qui évalue avec ses propres critères si vous pouvez ouvrir la porte ou si vous devez la laisser fermée, vous serez un curieux, un quêteur de vie, un chercheur d'âme… Petit à petit, vous aurez de moins en moins peur du monde extérieur. Pourquoi ? Parce que, à chaque rencontre, votre curiosité prendra le dessus et une part de vous s'éveillera. Votre ouverture attirera les autres, et « l'étranger » vous paraîtra plus familier. Voilà une démarche intéressante, non ?

Sortir de la rigidité

Bien entendu, l'ouverture, la flexibilité que vous allez acquérir entraîneront des relations et des aventures différentes, et donc des résultats et des souffrances différents. Vous serez confronté à ce qui vous fait le plus peur : l'inconnu. Cet inconnu qui, normalement, devrait vous détruire.

Alors, comment vivre ces expériences auxquelles vous n'êtes pas habitué ? Comment oser sortir du cadre ? Imaginons que vous avez l'habitude de tout planifier. Vous voilà parti, sac au dos, pour faire le tour du monde avec quelqu'un que vous n'auriez jamais fréquenté avant. Bien sûr, à un moment ou à un autre, vous connaîtrez des difficultés, car vous serez confronté à une autre façon de voyager, peut-être plus poétique, moins organisée. Et vous connaîtrez aussi des disputes…

Comme un enfant qui tombe lorsqu'il apprend à marcher, il faut expérimenter un certain temps avant de trouver l'aisance. Mais il y a un secret, un secret que l'on ne donne qu'aux Occidentaux, parce que les Indiens, eux, le connaissent déjà : cette personne avec qui vous êtes en lien n'est qu'un messager. Quelle que soit son influence sur vous, ne lui donnez pas le pouvoir de posséder le message. Cette relation vous a amené là où vous ne seriez jamais allé. Elle réveille en vous la peur de l'inconnu, cette peur qui vous a cloué pendant si longtemps chez vous, à votre travail, dans vos relations, sans bouger, sans oser. Vous pouvez penser que vous n'êtes pas à votre place, que ce n'est pas ce que vous désirez, que vous êtes manipulé… Et vous pouvez lui en vouloir et dire « stop ! ». Mais cette personne n'est pas concernée. C'est la vie qui vous a amené là. Vous êtes secoué par un environnement que vous ne connaissiez pas, qui révèle en vous ce qui vous a fait le plus peur. Alors, asseyez-vous tranquillement et enlevez le pouvoir à ce compagnon en pensant simplement que ce qu'il dit est vrai. « Effectivement, j'ai peur, je n'aime pas cela. Que se passe-t-il en moi ? Pourquoi ne fais-je pas confiance à la vie ? Je lui ai fait confiance, mais je ne fais pas confiance à la vie et je ne me fais pas confiance. » Ne voyez pas la vie comme une ennemie. La vie est un enseignant et, comme la mer frappe les rochers et les sculpte, elle aussi vous blesse parfois et vous sculpte. Acceptez-vous. Ouvrez-vous. Cherchez le message de la vie.

Médecine du messager

Derrière les expériences où dominent la rancœur et la douleur se trouve le bonheur. Comment l'atteindre ? Vous avez donné aux autres le pouvoir de vous faire mal ; cette médecine vous permettra de le leur retirer. Lors d'une dispute, d'un conflit, ne donnez pas de pouvoir aux autres, laissez-les être des messagers : la vie passe à travers eux pour vous enseigner quelque chose. Pour l'instant, vous ne connaissez que la douleur et le mauvais côté de l'expérience, mais la vie est un bon maître, croyez-moi !

Pour cette médecine, il vous faudra :

- *trouver un endroit où vous pouvez dessiner au sol et où vous pouvez sans risque d'incendie faire de la fumée et utiliser un briquet ou des allumettes ;*

- *selon l'endroit, une cordelette ou des cailloux ramassés sur place ;*

- *trois objets quelconques et faciles à transporter ;*

- *un objet qui symbolise une personne avec qui vous avez eu une dispute ou qui vous a fait mal ;*

- *un bâton de sauge ;*

- *un briquet ou des allumettes.*

1 – Pensez à une personne qui vous a blessé, à une dispute ou à une expérience douloureuse qui vous empêche d'avancer, qui limite votre horizon.

2 – Au sol, avec des pierres ou une corde, dessinez un cercle représentant une roue de médecine.

3 – Construisez la roue en marquant les quatre directions avec un objet ou un caillou, comme suit :

- au nord, le cadre de votre expérience douloureuse ;
- à l'ouest, ce que vous croyez qu'il vous est arrivé ;

70

- au sud, l'état émotionnel dans lequel vous vous trouvez ;
- à l'est, ne placez rien : ce point représente la loi de la vie.

4 – Placez-vous au centre de la roue et, en tournant sur vous-même, cherchez la direction qui accroche votre regard et allez y poser l'objet représentant la personne qui vous a blessé.

5 – Allumez une extrémité du bâton de sauge et enfumez la roue et vous-même pour purifier l'ensemble.

6 – Prenez dans vos mains l'objet qui représente votre expérience douloureuse et gardez-le un certain temps. Retrouvez les souvenirs et laissez monter l'émotion.

7 – Posez cet objet au nord, au sud ou à l'ouest.

8 – Vous êtes prêt à pratiquer le rituel de guérison : face à l'objet représentant la personne ou la situation qui vous a blessé, inspirez et prononcez cette phrase magique : « Tu n'es que le messager, j'enlève tout ce qui t'appartient. » Expirez de côté pour rejeter ce que vous venez d'enlever.

9 – Répétez cela sept fois.

10 – Allez à l'est et recevez le message de la vie.

11 – Remerciez.

CHAPITRE **3**

Oser l'homme libre

La destinée ne vient pas du dehors de l'homme,
mais elle sort de l'homme même.

RAINER MARIA RILKE, *LETTRES À UN JEUNE POÈTE*

Sortir du cadre

Vous êtes en train de sortir du cadre, de vous ouvrir, d'avancer dans la démarche de l'homme libre. Dans cette dynamique, il n'y a ni dominants ni dominés. Rappelez-vous : chez les peuples racines, on peut être tantôt le prédateur, tantôt la proie ; parfois puissant, parfois défaillant, et il ne faut pas y attacher d'importance. L'essentiel est de se respecter, de respecter sa parole et sa pensée, d'accorder ses actes et son monde intérieur.

C'est une vraie bataille de maintenir l'ensemble de ses troupes intérieures au même plan, d'oser l'harmonie sans domination, sans personne pour diriger tout le monde. Dans ce cadre, on emploie parfois le terme de « guerrier ». Je préfère parler de « chaman », car le chaman n'est pas en guerre : il joue avec les esprits, sans peur que l'un d'eux prenne le pouvoir, car il sait que cela ne durera pas.

73

Marcher comme un homme libre est réellement un acte courageux dans un monde où tout parle de domination !

Rompre les liens toxiques

Dans le schéma du dominé et du dominant, il existe une relation entre celui qui a un vide à combler et celui qui emplit le vide. Ce schéma, ces relations sont toxiques, parce qu'ils impliquent que chacun reste toujours à la même place. Nous avons une identité, un costume, une vision de nous auxquels nous tenons, que nous protégeons et c'est le fait de nourrir une seule partie de nous, de la mobiliser exclusivement qui est toxique.

Dans une relation entre un « bourreau » et une « victime », chacun protège l'autre en quelque sorte ; à un niveau profond de la relation, ils sont bien assortis. Le bourreau est souvent celui qui pense être trop sensible : si son émotivité est perçue, il sera en danger (notamment si c'est un homme, car virilité et gentillesse sont pour beaucoup antinomiques…). Pour la victime, c'est l'inverse : le sentiment intime d'être méchante lui fait courir le risque d'être rejetée. Cela la pousse à chercher un bourreau pour prouver sa bienveillance et sa bonté. Un gentil sommeille en tout méchant et, inversement : chacun protège l'autre de la facette de sa personnalité qui l'inquiète ou le déstabilise.

Dans un monde où les rôles sont clairement définis par l'éducation, la société, etc., et où les paradoxes ne sont pas tolérés, comment être à la fois coléreux, gentil, poète, réaliste… ? Pour ne pas sortir du cadre, nous nous obligeons à faire taire certaines parts de nous. Certains traits de caractère sont admis par la société, d'autres non. Ainsi, dans certains milieux, un homme « trop » tendre sera considéré comme une femmelette ; une femme « trop intello » sera vue comme un « mec », etc. Le poids de la société crée des schémas dont il est difficile de sortir.

Demandez-vous quel trait de caractère vous recherchez chez les autres, mais que vous n'acceptez pas chez vous, par peur. Si vous osez regarder la réalité comme un miroir, vous pouvez mettre fin aux relations toxiques.

Si la vie vous a connecté à une personne, posez-vous la question suivante : « Quelle est cette part de moi que je ne veux pas laisser vivre, cette part de moi que je veux réparer chez l'autre, mais que je ne veux pas regarder chez moi ? » La clé est là, dans les réponses à ces questions.

Dans le monde indien, l'autre est une porte qui mène à soi, car chaque être est une sagesse. C'est la vie qui connecte les êtres, qui sert d'enseignante. Et lorsque des êtres connectés traversent des moments difficiles, tout le village agit, généralement en leur faisant faire un ouvrage en commun, pour qu'ils se parlent autrement, à travers une création commune. Ensuite, ils demandent à chacun ce qu'il a trouvé de beau chez l'autre, et chacun dit à l'autre : « Je te rends ce que tu as trouvé chez moi. » Cela leur permet de devenir un être complet. Comprenez bien l'esprit : l'autre est un miroir. Quand la vie nous connecte, elle nous enseigne la part de nous-mêmes que nous ne voulons pas laisser vivre, soit parce que nous ne l'aimons pas, soit parce que nous ne voulons pas imaginer la posséder. Et cette danse, quand on la fait en conscience, devient une initiation de tous les instants.

Il n'y a pas de mal, il n'y a qu'une absence d'amour

Vous comprenez maintenant que vous êtes le gardien de votre territoire. Et si vous n'avez pas eu beaucoup d'amour, ou si vous avez connu un traumatisme, vous avez dû vous insensibiliser ou insensibiliser des parts de vous pour vivre ou survivre. Il existe une certaine violence en chacun de nous, plus ou moins grande, plus ou moins enfouie.

Ne perdez pas de vue que les personnes plus violentes que d'autres ont tué leur propre sensibilité. Mais, me direz-vous, à quoi bon me dire cela ? Cela ne les empêchera pas de me faire mal ! Cela peut vous servir à éviter l'agressivité, l'agression. Comment ? Pensez à l'Indien pour qui tout est une part de lui... Cet homme violent, dur, insensible est aussi une part de lui ; cet homme le connecte à une part de lui qui a également été détruite.

Lorsque vous rencontrez une personne agressive ou violente, elle fait écho à votre propre agressivité, à votre propre violence. Même si votre violence n'est pas dans les mêmes proportions, elle existe, car, pour vous construire, pour survivre à certains traumatismes, vous avez dû vous insensibiliser. Alors, connectez-vous consciemment à cette part de vous-même, rappelez-vous l'origine de votre enfermement. Si vous y parvenez, vous pourrez sans problème vous tenir à côté d'une personne qui s'est asséchée : une part d'elle sera respectée, car elle trouvera en vous l'écho de ce qu'elle a en elle, et cet écho vous protégera.

Alors, est-ce que je ne crois pas au mal ? Bien sûr que si ! Quand le cœur s'assèche, le mal existe. Mais c'est parce que l'amour n'est pas présent. Einstein a dit : « Le froid n'existe pas, c'est en réalité l'absence de chaleur. » Je dirais, en le paraphrasant : le mal n'existe pas, c'est en réalité l'absence d'amour.

L'amour, ce n'est pas « j'ai besoin », mais « je partage »

L'amour ne peut pas être de l'attachement, ni du besoin, ni de la convoitise. J'aime une fleur, je l'aime assez pour la laisser à sa place, sans la couper pour la mettre dans un vase. L'amour doit aller de pair avec la liberté.

Privé de liens, l'individu meurt. Qu'il s'agisse de liens avec les autres, avec la nature, la vie... Ces liens, quand ils ont le parfum de l'amour qui existe en tout, ne sont pas de l'attachement ni du besoin, ce sont juste un fil qui vous relie avec tout ce qui vit autour de vous. Quand vous dites à quelqu'un « J'ai besoin de toi », vous marquez la fin de l'histoire. Le besoin fait appel à des notions de vie matérielle, de peur, de sécurité... Le besoin n'est pas connecté à la joie. Or l'amour est connecté à la joie, au-delà de soi. Lorsque vous dites « J'ai besoin de toi », posez-vous la question suivante : pourquoi suis-je dépendant de cette personne ?

Trouvez la dépendance et vous saurez comment redevenir autonome et retrouver la légèreté de l'amour, comment revenir à ce point où chacun avait sa vie propre, nourrie par le feu de la rencontre. L'amour est liberté. Et ce qui est magnifique, c'est qu'on ne perd jamais l'amour si on cultive l'ouverture aux liens.

Trouver sa liberté

La peur de souffrir et la peur de l'amour vont de pair.

L'amour est la denrée essentielle de l'univers, il transcende tout. Mais il est lié à une loi effrayante : tout ce qui vous est donné vous est repris. Dans une société attachée aux représentations, aux images, comment accepter que l'amour s'en aille ? Comment accepter que la vie vous enlève le messager de l'amour, cet homme ou cette femme que vous aimez, qui vous aime ? Lorsque cela arrive, on n'accepte pas un autre messager, et on ne veut plus d'amour. Pourtant, cette transformation est une loi de la vie. Et tant que vous n'accepterez pas de danser avec la vie, vous ne toucherez pas la profondeur et la légèreté de l'amour.

Lorsque vous entrez dans la transformation, dans ce mouvement intérieur, mettez-y des aromates, c'est-à-dire l'amour ! Acceptez que l'amour vienne un jour sous la forme d'un beau jeune homme ou d'une belle jeune femme, le lendemain sous celle d'un chien, un autre jour sous celle d'une plante, et un autre jour encore sous celle d'une personne qui deviendra votre amie… Laissez l'amour avoir plusieurs messagers, car l'amour ne meurt pas, il se transforme. Si vous voulez retenir à tout prix ce que vous aimez, si vous vous laissez piéger par l'attachement à ce qui est animé d'amour, alors il est difficile d'oser vivre.

C'est parce que je sais que cette expérience d'amour m'a donné le goût de rencontrer l'amour ailleurs que je peux continuer à avancer.

Dans mes voyages, j'ai rencontré des personnes qui avaient tout perdu. Mais dans leurs yeux, je n'ai pas vu un désert aride, ni la violence ou la rancœur ; j'y ai vu le goût de la vie. J'ai vu certaines personnes démunies poser leur main sur la tête d'un enfant, regarder le ciel et dire : « Quel beau ciel l'univers nous envoie! » L'homme est libre partout où il peut rencontrer l'amour.

Vivre une sexualité plus intense

Quand la vie connecte deux êtres, ils se reçoivent entièrement, sans jugement. Ils connaissent l'impression de se promener avec plaisir dans le territoire de l'autre, ils prononcent des mots qu'ils n'ont peut-être jamais prononcés, et plus ils s'approchent l'un de l'autre, plus ils chuchotent, plus ils ont envie de se rapprocher. Cette confiance permet de dire à l'autre « Je me donne à toi ». Et en disant cela, ils disent : « Je vais être un objet de désir pour toi, je perds mes qualités, ma personnalité, je suis seulement une coupe, un vase. »

L'Indien, lui, est un tambour dans lequel l'autre résonne. Dans ce mouvement où la vibration du corps de l'autre, de ce tambour tendu, émeut son propre corps, on voyage et on se transporte dans un autre univers. Et on se perd dans cette danse, dans cette harmonie, avec ce tam-tam où les corps s'épuisent et se nourrissent d'un ailleurs, où l'on renaît autrement. L'orgasme est tout simplement l'instant où la nature vous traverse, où l'univers se propulse en vous et où, en vous oubliant, vous devenez le tout pour exister intensément. Lorsque vous avez la chance de vivre cela, d'entrer dans cette transe, il est possible, petit à petit, d'apprivoiser la mort, d'apprivoiser la peur de vous perdre.

Dans le schéma amérindien, le corps est une expression de la vie, le sommet de l'iceberg, la partie limitée. Et on danse de corps en corps, selon sa nature, parfois avec un seul partenaire, d'autres fois avec plusieurs. Les corps dansent selon la nature de chacun.

Il existe une autre danse, une autre transe dans la culture des peuples racines : celle du tambour, cet instrument magique qui amène aussi la transe et permet à l'Indien de s'accoupler avec un arbre, d'entrer dans la sève des racines, de toucher la lune, de planter son sexe dans le sol, de se nourrir de la terre. Le tam-tam vibre et, dans cette vibration, l'Indien n'est plus qu'une onde qui danse et se nourrit de l'impermanence qui apaise la peur de mourir, la peur de se transformer et qui laisse place et liberté à l'amour.

Médecine de la hutte de sudation

Puisque vous ne pouvez pas vous faire de hutte de sudation solitaire, la médecine que je vous propose est celle du conteur. La médecine du conte est cette phrase : « Entre cet homme et toi, il y a la maladie. »

Cette histoire est celle d'un jeune Indien qui avait subi un abus sexuel dans l'orphelinat où il avait été placé de force. Cette blessure difficile à surmonter avait nourri en lui une grande violence. Vingt ans plus tard, de retour au village, le chaman et les hommes du village lui proposent une hutte de sudation pour le guérir.

Ils se réunissent tous sous un tipi et posent, au centre, des pierres chauffées représentant les grands-pères et grands-mères incarnant l'esprit des quatre directions (nord, sud, est, ouest). Dans cet espace seulement éclairé par les pierres chauffées, les hommes sont dans l'ombre. Ils transpirent beaucoup et implorent l'esprit des ancêtres de les guider pour ce rituel de guérison.

Le chaman demande au jeune homme de raconter ce qui lui est arrivé. La voix du jeune homme emplit le tipi ; les autres acquiescent par des « Hum ! Hum ! » de compassion ou de reconnaissance. Lorsque le jeune homme se tait, le chaman l'invite à raconter son histoire, encore, et encore, jusqu'à ce qu'il sorte toute sa colère, tout son désir de détruire celui qui l'a détruit. Lorsque sa violence apparaît et que son besoin de réparation et de vengeance exulte, le chaman lui dit : « Non, tu n'as jamais eu affaire à cet homme. Entre cet homme et toi, il y a la maladie. »

Considérer un abus, la violence, l'indifférence, etc. comme des maladies permet d'écarter toute lutte de pouvoir. La maladie est une épreuve difficile, certes, mais sans jeu de pouvoir : elle peut toucher les personnes, les arbres, les récoltes…, mais ce n'est rien d'autre que la maladie. Lorsque le blé est malade une année, il suffit de quelques grains sains pour que, l'année suivante, la récolte se dresse au soleil. Si vous distinguez le mal et les hommes, vous enlevez aux autres le pouvoir de vous détruire. Le « mal » n'existe plus, il est remplacé par la maladie qui, elle, fait partie de la vie, de la Terre, du vivant. Lorsque vous êtes proche d'une personne hyperactive, dépressive…, dites-vous qu'entre elle et vous se trouve la maladie. Et sentez combien cela change votre attitude.

Médecine de la conversion vibratoire

Ce rituel vous permettra d'expérimenter la médecine du conteur et de vivre mieux avec une personne malade ou transgressive.

1 – Cherchez un exemple de relation difficile (avec, par exemple, une personne alcoolodépendante, dépressive, bipolaire...) ou rappelez-vous un souvenir qui vous a traumatisé.

2 – Asseyez-vous confortablement et passez-vous le film de votre dernier échange douloureux.

3 – Pensez à cette phrase magique : « Entre cette personne et moi, il y a la maladie. »

4 – Enlevez tout pouvoir à cette personne et faites face à la maladie : c'est elle qui crée un fossé entre vous et cette personne.

5 – Visualisez le fossé, puis acceptez-le. Mentalisez bien cette image ; vous pouvez aussi la dessiner. Prenez tout votre temps.

6 – Placez-vous mentalement de l'autre côté du fossé : aucun pont ne peut relier les deux bords du fossé. Acceptez cette distance.

7 – Envoyez de l'amour à celui ou à celle qui est de l'autre côté.

8 – Ressentez la douleur, la distance.

9 – Recommencez cet exercice plusieurs fois. Quand vous sentez que vous acceptez cette distance, envoyez de l'amour en conservant toujours la même distance.

10 – Lorsque vous rencontrerez cette personne ou que vous y penserez, retrouvez cette sensation et observez à quel point votre état émotionnel s'est modifié.

CHAPITRE 4

Sortir de la toute-puissance

*Celui qui est maître de lui-même
est plus puissant que celui
qui est maître du monde.*

BOUDDHA

La toute-puissance

Dans un monde de « guerriers », on évalue les forts et les faibles, et la notion d'expérience est remplacée par celle d'échec.

Chez les Indiens, l'expérience prime. L'expérience contient la notion d'apprentissage, alors que l'échec comprend un jugement, une définition de ce qui doit être.

Pour être puissant, comme on l'apprend dans le monde occidental, on ne doit pas connaître l'échec. Dans une société de toute-puissance, de « guerriers », la fragilité, la vulnérabilité mettent les individus à l'index, les placent dans une position de dominés. Dans ce conditionnement, il faut rester maître du jeu, garder le contrôle, être tout-puissant. Et c'est épuisant.

Si je vous dis « toute-puissance », vous penserez : « Mais, cela ne me concerne pas, je ne me sens pas tout-puissant, bien au contraire. Souvent, je me sens coupable et je n'ose plus. »

Sortir de la culpabilité

Derrière la culpabilité se cache un sentiment de toute-puissance. Vous allez sans doute avoir du mal à me croire : seuls les psychopathes ne ressentent pas de culpabilité, seuls les êtres froids ne se remettent jamais en cause ; et se sentir coupable, c'est se remettre en cause. Oui, mais très souvent, la culpabilité implique que vous avez eu le choix.

Lorsque vous avez détecté chez quelqu'un des signaux qui auraient dû vous alerter, sur une maladie par exemple, vous pouvez culpabiliser de ne pas lui avoir conseillé au bon moment d'aller consulter un médecin… À quoi cela sert-il de penser cela ? Pourquoi rester dans cette souffrance ?

Si je m'en veux de ne pas avoir vu les signaux, cela implique que j'avais le choix, que j'aurais pu les voir. La culpabilité et la souffrance sont moindres si je pense que je ne pouvais pas voir ces signaux. Si je ne me sens pas coupable, parce que je n'ai rien vu, cela implique que je pourrais de nouveau ne rien voir, que je ne serais pas capable de conduire à temps la personne que j'aime chez le médecin. Et là, je serai dans l'impuissance et la fragilité.

Le choix qui se cache derrière le sentiment de culpabilité vous préserve de l'idée que la vie fait comme elle veut, quand elle veut, que malgré vous, malgré votre vigilance, la vie vous surprend et vous amène là où vous n'auriez jamais aimé aller.

Sortir du perfectionnisme

Le perfectionnisme est lié à la toute-puissance. Lorsque vous voulez que les choses soient parfaites, c'est comme si vous vous disiez : « Je ne veux plus que qui que ce soit y mette son grain de sel. » C'est terminé, on arrête là, comme lorsque l'on signe au bas d'un tableau.

Faire cela, c'est courir vers la mort : ce qui est fini ne bouge plus, et ce qui ne bouge plus est mort. La vie, au contraire, est une transformation permanente.

Alors, pourquoi courir éperdument vers toujours mieux ? Par goût de la puissance : plus vous améliorez ce que vous connaissez, plus vous devenez brillant, plus vous vous croyez invulnérable et plus vous pensez que personne ne peut vous atteindre. Et cela devient obsessionnel : petit à petit, le perfectionnisme envahit tout ; pour que votre monde intérieur soit en paix, le monde extérieur doit être conforme à votre souhait.

L'Indien n'a pas cette prétention. Pour lui, la perfection, c'est le mouvement et la transformation ; mais c'est l'univers, la conscience entière de l'univers qui détient la perfection. Pour lui, l'homme imparfait est parfait dans la règle de l'univers, cette règle tellement plus vaste, tellement plus large que notre compréhension. L'Indien se contente d'être parfait dans ce qu'il fait, son intention est parfaite. Il existe une harmonie entre le monde extérieur et son monde intérieur, avec ce qu'il dit, ce qu'il fait, ce qu'il ressent. La concrétisation ne lui appartient pas, la vie y participe et d'autres parts de lui qui ne sont pas révélées, avec lesquelles il danse, vont l'aider à incarner cette réalité.

Dans ce contexte, il n'est pas possible de contrôler la réalisation, l'incarnation. C'est pourtant ce que le perfectionniste cherche à faire. Il commence une réalisation et la retouche jusqu'à ce que l'image qu'il en a colle à sa concrétisation. Il ne veut pas que la vie joue avec lui, il ne veut pas que le vent touche à son château de sable. Il veut que tout soit comme il l'a décidé, il a l'illusion d'être le maître du monde.

Le perfectionniste connaît un stress permanent, car il a peur que la vie entre et lui fasse comprendre qu'il n'est pas seul, qu'il n'est pas le maître.

Oser exprimer ses émotions

La toute-puissance, c'est aussi le contrôle des émotions.

On apprend aux enfants à contrôler leurs émotions dès leur plus jeune âge. À mon époque, on s'attendait à ce qu'ils y parviennent vers 10 ans environ. Maintenant, ils doivent y arriver dès 3 ans.

Pour un Indien, contrôler ses émotions ne veut rien dire. Les émotions sont comme le temps, elles montrent différentes saisons de la vibration, et les saisons sont porteuses d'initiation, de messages.

Lorsque la colère s'exprime, l'impuissance n'est pas loin : on n'accepte pas que les choses ne soient pas comme on veut, et on crie. La colère pousse avec l'impuissance. Quand l'Indien sent venir la colère, il la laisse et une part de lui l'observe. Ensuite, il cherche comment elle est née.

L'Indien traverse les émotions, comprend la difficulté d'accepter la loi de la vie lorsque les choses ne sont pas comme il veut. Quand il rencontre la tristesse ou la joie, il sait que le jour et la nuit coexistent, qu'il est possible d'être blessé et de rire... Il observe cela et regarde là où il peut conserver la joie et là où il ne peut pas l'emmener. Lorsqu'il rencontre le bonheur, cet état délirant où on oublie ses blessures, comme si on avait enlevé la nuit au jour, il observe aussi cet état qui veut oublier qu'il existe au-dessus d'un gouffre. Chaque saison émotionnelle est un voyage vers la connaissance de soi.

Pour nous, Occidentaux, les émotions doivent être essentiellement calmes, factuelles. Nous devons être capables d'agir sur les événements sans nous impliquer émotionnellement. Pour cela, nous devons nous couper de nos émotions. Et plus nous y arrivons, plus nous sommes capables d'agir. Et là, nous pouvons nous croire tout-puissants, puisque sans émotion. Parfait, mais quelle fragilité ! C'est ainsi que se développent les comportements à risque : l'hyperactif – coupé de son corps, de ses besoins – peut « oublier » de manger, de se reposer. Il peut être victime d'une attaque cérébrale ou d'un *burn-out*, mais continuer à dire : « Moi, mais je vais très bien ! C'est mon foie qui a un problème » ou « Je ne comprends pas pourquoi je suis épuisée ». Lorsque nous nous coupons de nos émotions, le corps prend le relais et les exprime. Lorsque nous ignorons nos émotions, nous pouvons avoir l'impression d'être un surhomme, d'être tout-puissant.

C'est ainsi que, dans notre culture, les plus doués à se couper des émotions sont à la tête des États. Il est difficile de déclarer la guerre, de licencier, de polluer, etc. si l'on éprouve une forte empathie pour son prochain ou la nature.

La fragilité est la force de l'Indien. Son corps est un instrument de musique qui danse au fil des variations du monde, il l'amène dans des voyages et vers des connaissances qu'il n'aurait jamais eues sans lui.

Laissez-vous aller à vos émotions, elles sont une route vers vous-même. Pleurer n'est pas dangereux, rire non plus, l'excès non plus. Tout passe, les émotions ne sont que l'expression de la vie.

Aller à son intuition

La culpabilité, le perfectionnisme, le contrôle des émotions, le conditionnement pour suivre toujours la même direction vous isolent et vous empêchent de danser avec la vie.

Vouloir être tout-puissant vous empêche de vous abandonner à une conscience plus grande que vous, qui passe à travers vous et construit quelque chose qui peut vous étonner. Nous ne pouvons pas être le premier spectateur de ce qui nous traverse. Impossible d'accéder à cet univers dont nous n'avons pas la clé et qui, parfois, se révèle avec bonheur. Alors, il est vraiment important de faire ce chemin, pas à pas.

Dites-vous que vous êtes un être de liberté et que la conscience est la clé de votre marche. Plus vous êtes conscient de vos limites, plus vous rencontrez l'illimité parce que vous acceptez que la vie construise avec vous. Vous êtes responsable uniquement de vos intentions, acceptez la collaboration de la vie dans son incarnation. Retrouvez l'enfant qui est en vous, celui qui applaudit devant un feu d'artifice ou au tour d'un magicien faisant apparaître des bonbons ! Gardez la capacité de pleurer et de hurler de douleur quand le chagrin vous envahit, parce qu'il existe aussi, mais ne lui donnez pas plus d'importance qu'à un orage. Laissez-le vous traverser, soyez conscient que ce courant, parfois violent, passera et que le soleil reviendra, que la paix vous accompagnera. C'est cela la voie de la puissance dans la fragilité.

Médecine de l'écho

Cette médecine vous permet de communiquer avec vos émotions, de les écouter, de les ressentir.

Pour cette médecine, il vous faudra :

- *aller dans un lieu où il y a de l'écho (en montagne, dans une grotte...).*

1 – Allez dans un lieu où il y a de l'écho : en montagne, dans une grotte…

2 – Repensez à deux ou trois souhaits très importants pour vous (avoir un amoureux, un enfant, un nouveau travail…) et auxquels la vie a répondu de façon injuste ou douloureuse.

3 – Concentrez-vous sur vos sentiments face à ces réponses qui ne vous satisfont pas.

4 – Formulez la phrase qui vous vient à l'esprit et criez-la une fois. Écoutez l'écho. Observez ce que vous ressentez.

5 – Répétez cela au moins sept fois.

6 – Observez ce qu'il se passe quand on vous renvoie votre détresse ou vos cris de « mendiant » et recevez le message de la vie. Quel que soit le sentiment qui s'empare de vous, osez crier avec toute la force de vos émotions. L'écho vous répondra, et vous étonnera.

Médecine de l'art de la belle parole

Cette médecine sert à développer votre communication intuitive. Elle est complexe et s'acquiert peu à peu, à force de pratique. Ces trois étapes vous apprendront à laisser parler la vibration avant les paroles. Peu à peu, quand votre intuition sera bien ouverte, la belle parole viendra.

Pour cette médecine, il vous faudra :

- *inviter quelqu'un en qui vous avez confiance ;*

- *un tambour.*

1 – Premier rituel
Un soir peu lumineux, passez un moment avec quelqu'un en qui vous avez confiance – une amie, un enfant, un amant… –, et jouez comme si vous étiez des enfants : racontez-vous quelque chose d'important, mais seulement avec du charabia ; vous savez, ces mots qui viennent du cœur, mais qui n'ont aucun sens ou ceux que les enfants prononcent lorsqu'ils font semblant de parler une langue étrangère. N'employez aucun mot réel, laissez aller ce qui vient, sans jugement. Vous allez prendre conscience que ces mots, même s'ils ne sont pas construits, vont être entendus et que vous êtes en train de délivrer un message.

2 – Deuxième rituel
Chacun votre tour, prenez le tambour et laissez l'instrument s'exprimer entre vos mains en chantant n'importe quoi dans un langage incompréhensible. Vous serez étonné de ce que vous pouvez créer.

3 – Troisième rituel
Pensez à voix haute, laissez votre esprit naviguer sans savoir où il vous mène. « Est-ce que tu aimes la mer ? » « La mer ? Oui, j'aime la mer, j'y vais souvent, je suis content, mais, au fait, pourquoi j'aime la mer ? » Continuez à dialoguer à voix haute et à vous laisser surprendre par la parole qui, peu à peu, vous guide vers un chemin que vous n'aviez pas imaginé.

Partie 3

LA BEAUTÉ LIBÈRE DE LA PEUR

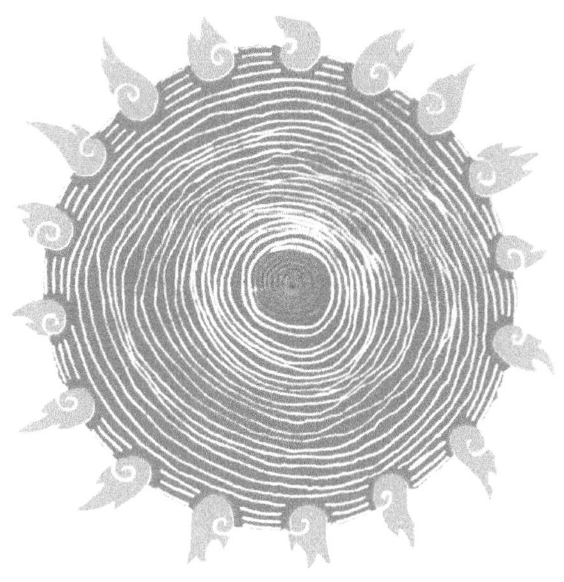

Chapitre 1

La beauté libère de la peur

Quand tout aura disparu, il restera la beauté.

Auteur inconnu

La peur a ses médecines

La beauté libère de la peur. Pour un Occidental, cette phrase ne veut rien dire parce que la peur a ses médecines : la sécurité, les caméras, les gardiens, la police, les assurances, mais sûrement pas la beauté. Cette phrase est dédiée au chamanisme, car, pour le chaman, la beauté est une médecine.

Nous aimons le « beau » au sens esthétique du terme. L'homme crée de beaux tableaux, de belles sculptures… L'artiste s'imprègne de la beauté et nous révèle qu'elle est ailleurs, au-delà du dessin, de la musique, de la sculpture, du texte qu'il a produit. Et cet ailleurs se trouve dans la force de vie qui éclaire, dans la destruction ou dans la construction, dans l'expression de la vie. Certains tableaux dépeignent de grandes souffrances, et pourtant vous les trouverez « beaux ». D'autres présentent de simples coupes de fruits, par exemple, et vous ressentirez leur beauté. Que ces tableaux dépeignent la tristesse, la douleur, le bonheur ou la légèreté, pourquoi les trouvons-nous beaux ? Tout est dans la force de vie. Comme l'herbe qui « ose » pousser sur le goudron bien lisse d'une rue, la force de vie déchire le décor que l'on a construit. Se connecter à la beauté, c'est rencontrer cette force. Mais pour la rencontrer, il faut accepter qu'elle bouleverse les images que l'homme occidental vénère et prend pour seule réalité. Il faut aimer naître et disparaître. Il faut aimer le mouvement, sans jugement ni hiérarchie. Il faut aimer cette source de vie, forme de danse infinie. C'est ainsi que vous vous détacherez de la peur, car la peur n'existe que pour une seule raison : nous voulons être les créateurs de la beauté sans risquer de nous perdre en elle.

Médecine de Maya

Cette médecine permet de pénétrer le cœur du rêve de la création. En ville, le regard de l'homme est piégé par ses créations : il crée pour repousser la mort, et plus il crée, plus il est angoissé par la mort. La rencontre avec l'univers apaise cette angoisse, ainsi que la peur de la solitude et de la perte.

1 – Adoptez le regard vigilant d'un commissaire à la poursuite d'un suspect. Ce que vous cherchez, ce sont les traces du créateur ou de l'esprit de la création.

2 – Voyagez, observez tout ce qui vit sans la main de l'homme : arbre, animal, ciel… Et à chaque fois, souvenez-vous que l'homme n'y est pour rien.

3 – En marchant, concentrez-vous sur la route de l'expire et de l'inspire : respirez lentement en prenant conscience de l'air qui entre dans vos narines et en ressort.

4 – Laissez une petite voix envahir votre esprit et vous répéter sans fin : « Cet air qui t'est indispensable, l'homme n'y est pour rien, il n'en est pas le créateur. »

5 – Prenez le temps d'apprivoiser un univers plus grand que celui construit par l'homme. Osez vous retrouver face à une création qui vous dépasse.

Se libérer de la frustration

Pour s'ouvrir à la beauté, il faut commencer par sortir de la frustration. « Impossible ! », me direz-vous. Mais si ! Rappelez-vous : pour un Occidental, l'important est de réaliser sa vision du monde ; l'Indien, lui, danse avec la vie...

Quand les événements nous contrarient, cela crée de la frustration. C'est un peu comme dans un couple : « Je t'aime tant que tu penses comme moi. Mais dès que ce n'est plus le cas, je t'accuse de ne pas être avec moi. » Non ! Acceptons de vivre côte à côte avec des points de vue différents. La frustration cache une envie de pouvoir absolu : nous voulons créer l'univers à notre idée, voilà la vérité ! L'Indien n'est pas dans cette démarche, la vie le guide d'une main invisible. Sur son chemin, il traverse les épreuves, amasse les indices comme dans une chasse au trésor pour aller dans l'épanouissement de ce qu'il porte en lui.

La frustration disparaît avec la curiosité, la confiance, l'abandon à ce qui est, à ce qui nous anime. Et si vous pensiez juste de temps en temps : « En ce moment, la vie me freine. Que veut-elle que je voie ? Quand je ne possède pas cela, qu'est-ce que je possède ? » Cette réflexion permanente sur vos frustrations vous permettra de découvrir petit à petit d'autres possibles qui pourraient bien vous étonner, vous émerveiller et vous donner confiance.

Quitter la nostalgie d'un ailleurs

Si vous acceptez la vie comme partenaire, si vous faites ce mariage extraordinaire, vous lâcherez la quête nostalgique d'un ailleurs sans frustration ni menace de destruction, cet endroit où tout serait parfait, sans demande, sans manque...

Prenons un exemple : quand vous êtes jeune, vous créez une mère idyllique, portrait en creux de votre propre mère où chaque défaillance ou chaque manquement de l'une crée la réalité de l'autre. Elle vit en vous, dans cet ailleurs où elle vous comble, ne répondant qu'à vos demandes sans se soucier d'autre chose. Cette mère qui n'existe pas est la source d'une nostalgie que nous portons pendant des années. Notre vision du monde ne parle que de nous, et nous ne voulons pas qu'elle soit bouleversée. Si vous laissez entrer la vie dans votre vie, vous saurez que cet ailleurs n'existe pas, que cet ailleurs n'est pas vivant. Ce qui n'existe pas, ce qui ne se transforme pas est mort. La vie, ce mouvement incessant de naissance et de mort, vous place dans l'immensité de l'univers, dans son éternité, dans la renaissance qui succède immédiatement la mort. Dans le paradis perdu, la mort n'existait pas. Mais sans la mort, il n'y a pas de vie, et inversement.

Comment appliquer cela concrètement dans votre vie ? Acceptez les séparations, vivez le présent ! Quand vous êtes en couple, par exemple, vous pouvez être obsédé par l'idée de préserver votre couple, par la peur d'être séparé de l'autre. Mais la vie vous séparera d'une façon ou d'une autre, c'est une certitude. Ce couple qui durerait pour l'éternité, par-delà la mort, est un ailleurs qui fait souffrir et, surtout, empêche de vivre au présent.

Dites-vous à chaque instant : « On sera séparé, c'est sûr, mais, en attendant, on est ensemble, et ce que j'ai à construire, c'est le présent. » Cherchez sans relâche les indices du bonheur commun. C'est cela qui est intéressant : que votre chemin de couple soit une chasse au trésor et non la quête du résistant qui veut à tout prix vivre dans l'image qu'il a bâtie au fil des années. Lâchez l'ailleurs pour l'ici et le maintenant.

Rencontrer le temps présent

Après avoir trouvé votre âme de scout capable de voyager sur des chemins fléchés, vous voilà devenu un petit Indien qui marche dans la forêt, sûr de trouver un trésor dans tout ce qu'il voit. Sur cette route, le présent est essentiel : il faut être « en conscience » pour ne pas manquer les indices. Il faut aussi montrer une certaine souplesse pour accepter la forme que prennent les indices.

Le présent vous guérit d'un ailleurs et vous libère du stress d'un futur que vous ne connaissez pas. En suivant la route de la vie au présent, vous arriverez forcément à bon port. Vous n'aurez plus besoin d'imaginer la route, de suivre le modèle des voyageurs qui vous ont précédé. Vous devenez le chemin, comme le chaman est le chemin, comme l'Indien est le chemin.

C'est votre façon de vivre le chemin qui crée le chemin, le chemin avec la vie : si vous marchez en confiance et en conscience sans rien attendre d'autre que le plaisir, l'émerveillement de chaque instant, alors vous êtes le chemin et le temps n'existe plus. C'est une expérience essentielle que vous pouvez vivre, par exemple, quand vous êtes amoureux et que vous ne vous demandez plus si vous allez partir ou si vous auriez dû faire cette rencontre plus tôt, ou, peut-être, lorsque vous faites l'amour et que vous êtes, en conscience, sensible au moindre battement de cils, comme un signe qui vous permet de poser vos mains là où il faut. Sur le chemin de la présence à soi, nous vivons dans un présent intégral.

Oser aimer sans posséder

Pour continuer sur ce chemin, il faut oser quitter les points d'étape les uns après les autres. Dans les chasses au trésor, dans ces jeux fléchés, pour avancer, vous devez vivre certaines expériences, traverser certaines épreuves. Vous devez parfois construire des cabanes ou des totems et, tout émerveillé de ce que vous avez créé, vous avez du mal à partir, à quitter une belle cabane pour suivre votre route. Attaché à vos réalisations, à vos créations, vous ne suivez alors plus les indices, vous désertez la voie du nomade.

Certains moines créent des mandalas avec du sable de toutes les couleurs. Ces magnifiques réalisations demandent des heures et des heures de travail et de concentration, et un grand savoir-faire pour placer artistiquement les grains de sable. Ces mandalas sont des merveilles. Mais ce qui est encore plus merveilleux, c'est le moment où le moine souffle sur son mandala, qui retourne alors au néant.

Cette capacité à aimer ce qui apparaît et à aimer le voir disparaître est essentielle pour se connecter à la beauté. Aimer le « naître » et le « mourir », ne pas s'attacher à ce que l'on construit, apprécier quand cela disparaît, voilà les clés essentielles pour voyager.

Il faut aimer l'éphémère. Nous bâtissons des églises pour nous recueillir, nous peignons des toiles pour conserver l'image d'un ciel sublime... Puis, émerveillés par ce que nous avons créé, nous oublions l'essentiel : que l'église nous permet seulement de nous réunir, que la beauté du ciel est ailleurs, dans ses variations... Les ciels de Michel-Ange sont magnifiques, mais le ciel... Si, absorbé par la beauté des peintures de Michel-Ange, vous ne regardez plus le ciel, vous passez à côté de ses variations magnifiques. Les Occidentaux se laissent piéger par l'amour des images et des œuvres au lieu de suivre la voie de l'Indien qui, après avoir joué dans un endroit et pleuré dans un autre, n'oublie pas que la route continue, qu'il porte en lui la fusion de l'instant où ce qu'il a aimé est né, puis est mort.

Oser aimer sans posséder est une nouvelle étape vers la connexion à la beauté, dans l'amour de la vie et dans la force qui la nourrit.

Laisser libre cours à sa sensibilité

Sur le chemin où vous apprenez sans peur à rencontrer et à aimer la beauté, il existe une étape essentielle qui consiste à s'ouvrir à sa sensibilité.

Pour les Occidentaux, s'ouvrir à sa sensibilité est une catastrophe ! On nous apprend, au contraire, à nous fermer petit à petit pour ne pas souffrir. Éviter de souffrir, c'est le maître mot de notre éducation. Mais imaginez-vous que même le blé, quand il germe, souffre !

Sur notre route, fermés aux émotions, nous vivons des expériences, mais nous n'évoluons pas. Et la beauté nous fait peur, car elle risquerait de briser notre armure et de révéler notre sensibilité. Nous aimons la beauté dans les musées, par exemple, mais la force de vie que j'essaie de vous enseigner, qui peut briser votre armure, peut sembler terrifiante.

Votre armure vous isole de l'environnement pourtant indispensable à l'existence. Si je marche en armure dans un bois, je suis protégé des petites bêtes et des piqûres, mais je n'entends pas le chant des oiseaux, je ne reçois pas sur ma peau les vibrations différentes d'un bois à un autre, mon odorat ne peut pas me révéler si je suis dans un coin à truffes ou dans un coin à fraises des bois. Je marche, je me déplace…

N'est-ce pas ce que nous faisons habituellement ? Nous ne voyageons plus, nous nous déplaçons. Nous avons créé une réalité identique quel que soit le coin du monde dans lequel nous allons. L'Indien est dans une tout autre dynamique, lui qui parle avec les animaux et les arbres, lui pour qui la terre mère est vivante. Il apprend à aiguiser ses sens et est aussi sensible que tout ce qui l'entoure. En musique, si vous travaillez votre oreille, vous percevrez des sons de plus en plus subtils. Dans la vie, si vous apprenez à voir sans juger, une nouvelle réalité s'ouvrira à vous.

L'odorat, le goût, la peau sont des canaux qui connectent votre être à un monde plus vaste. Plus vous vous ouvrez au sensible, plus le monde extérieur se transforme. Vous pensez vous mettre en danger parce que vous allez souffrir, mais l'homme est « conçu » pour souffrir, pourquoi en avoir si peur ? Toute délivrance est souffrance : l'accouchement, une épreuve sportive, un travail artistique… Le résultat est magique, mais le « travail » est une étape qui génère de la souffrance. Tout l'art de l'Indien consiste à ne pas attacher plus d'importance à la tristesse qu'à la terreur ou à la joie, à ne jamais perdre le chemin. Tout passe. Il vit chaque émotion sans jugement, il la laisse « être là », simplement. Si vous ressentez de la peine, aimez-la. Aimez également la terreur, le bonheur, la douceur. Aimez !

Entrez dans le verbe « aimer » sans hiérarchiser aucune émotion, car, souvent, l'une révèle l'autre.

Je sais que je suis heureux, car je sors d'une période un peu déprimée. Inversement, je mesure ma chance d'avoir été heureux quand j'entre dans une période moins faste.

Tout cela n'est qu'une musique ; la musique du monde, de l'être humain. Elle est en harmonie avec les volcans, les tempêtes, les marées, la brise, le soleil… Nos émotions sont une chanson de l'être. Vous en couper, c'est vous fermer à cette beauté qui vous délivrerait de la peur.

Médecine de la voix du cœur

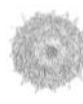

La médecine de la voix du cœur vous apprend à communiquer avec votre environnement et à recevoir des réponses. C'est, en plus, une médecine amusante !

Pour cette médecine, il vous faudra :

- *un endroit tranquille.*

1 – Debout dans un endroit que vous aurez choisi pour sa tranquillité, pensez à un problème : « Je n'arrive plus à communiquer avec mon fils. Il me fait tout le temps la tête. Que se passe-t-il ? », « Je ne peux plus parler à mon mari », « Je ne supporte plus mon travail »…

2 – Faites deux ou trois pas et, les yeux fermés, mettez-vous à l'écoute des bruits autour de vous, ressentez la chaleur du soleil ou la fraîcheur du temps. Prenez le temps de vous mettre en présence, sans penser.

3 – Lorsque vous vous sentez en paix, ouvrez les yeux et faites de nouveau quelques pas. Arrêtez-vous devant le premier objet, le premier animal ou la

première couleur qui attire votre attention et décrivez sa forme, sa matière, sa fonction...

4 – Retournez à l'endroit où vous vous êtes posé la question et, en guise d'indice, lisez le texte suivant.

Une de mes stagiaires qui expérimentait la médecine de la voix du cœur s'était posé la question suivante : « Je me sens mal, car ma mère me confie ses secrets et ses malheurs. Pourtant, je devrais être fière de sa confiance. Je ne comprends pas mon ressenti. »

Au cours de cette médecine, son regard s'est trouvé attiré par une poubelle pleine. Sur son cahier, elle a décrit la fonction de cette poubelle, qui est de contenir tout ce qu'on ne veut plus, le fait qu'une poubelle ne pouvait pas marcher, que c'était un objet qu'il fallait transporter..., et elle a lu la réponse de la vie comme suit : « Tu te sens comme une poubelle dans laquelle ta mère jette tous ses ennuis, et tu te laisses remplir sans réagir. » Elle comprenait à présent son inquiétude : n'être qu'une poubelle et non une conseillère, ne pas se donner le droit d'avoir des jambes et de quitter sa mère quand celle-ci l'utilisait pour se soulager...

CHAPITRE 2

Rencontrer l'harmonie du monde

La beauté se raconte encore moins que le bonheur.

Simone de Beauvoir

La beauté est partout, éphémère

Quand on a la chance de vivre la beauté, de se faire « attraper » par elle, souvent à son insu, on remarque avec étonnement qu'elle existe partout. Vous pouvez pendant un instant être émerveillé par un insecte, un poisson, un rayon de soleil, un volcan…, mais ces moments n'ont pas de hiérarchie. La force de la vie peut vous toucher partout où elle se trouve, partout où vous la voyez. Elle peut vous émouvoir au point de vous « oublier » pendant un instant. Mais dès que vous vous dites « C'est beau », le miracle est fini. Vous êtes à nouveau là, dans une hiérarchie que vous avez créée puisque, pour dire ce qui est beau, vous devez savoir ce qui est laid… Les notions de beauté et de laideur n'existent pas dans le monde chamanique. L'expression de la vie y est respectée sous toutes ses formes.

Oser se dissoudre sans peur de se perdre

Comment aller consciemment vers la beauté ? Comment éveiller l'Indien en vous ? Une autre étape essentielle, après l'ouverture de sa sensibilité, consiste à échapper à un autre conditionnement, celui de la division de votre réalité.

Dans la prime enfance, tout semble vivant à l'enfant : il parle à la télé, à la table, aux arbres... Puis on lui apprend que ce qui ne bouge pas n'est pas vivant. De fait, la terre n'est pas vivante, les cailloux ne sont pas vivants. Cette conception des éléments nous permet de les détruire sans état d'âme ! Pourtant, si vous parlez à un jardinier, ou à Pierre Rabhi[1], ils vous parleront différemment de la terre ; et si vous parlez à un Indien, il ne comprendra rien à votre vision. Lui pourra vous dire que telle plante lui a appris à tisser le coton alors que, pour vous, les végétaux ne sont pas vivants, n'ont pas de conscience... Chez les Indiens pourtant, pendant la guerre, certaines personnes ont eu le sentiment, dans la jungle, que des plantes les informaient de leur médecine pour les soigner. Pour les Occidentaux, l'herbe reste de l'herbe ! Et puis, il y a les animaux. Demandez à un berger si son chien est un ami ou un animal, si son troupeau a une âme. Demandez à Jane Goodall[2] si elle pense que les chimpanzés sont sans âme, sans intelligence... Pourtant, pour les Occidentaux, l'animal ne pense pas, n'a pas de conscience. Et puis, il y a l'être humain divisé entre un corps (simple moyen de locomotion considéré comme un objet), un cerveau (« ordinateur » fabuleux qui, selon le développement, fait de l'individu un être brillant ou un imbécile) et au-dessus de cela, l'ultime partie, l'âme, cette « création » réservée aux hommes et qui

---

1 Paysan, écrivain et penseur français d'origine algérienne, Pierre Rabhi est l'un des pionniers de l'agriculture écologique en France. *Vers la sobriété heureuse* (Actes Sud, 2010) est sans doute l'un de ses ouvrages les plus connus.

2 Jane Goodall (née en 1934) est une primatologue anglaise qui a consacré sa vie à l'étude des chimpanzés. Elle insiste notamment sur le fait que les chimpanzés ont une personnalité et ressentent des émotions...

les élève au niveau de Dieu. L'homme, seul possesseur d'une âme, est coupé de son environnement, placé au sommet de tout.

Pour marcher dans cet univers en conscience et avoir plus souvent le goût de vous accoupler à la force de la vie, pensez à cette hiérarchie. Vous vous sentez bien dans certains endroits, angoissé dans d'autres, pourtant agréables à première vue. Pourquoi ? Les lieux seraient-ils chargés d'émotion ?

Lorsque vous coupez une fleur, pensez à votre geste : vous la trouvez magnifique et pourtant vous allez la tuer. Vous prenez sa vie avec une négligence infinie, alors qu'elle est le fruit d'un miracle, celui-là même qui vous a donné naissance. Pourquoi seriez-vous une graine différente ? En quoi votre façon de germer est-elle différente ? Pensez à cela.

Votre corps est un instrument vibratoire qui se referme quand il souffre et s'ouvre quand il est heureux : juste avant d'apprendre la mort de quelqu'un, il faisait beau et bon, puis, soudain, vous avez l'impression qu'il fait froid, que vous êtes isolé dans un décor et que vous n'êtes plus relié à personne. Et ce même corps, quand il est en joie, heureux d'exister, se sent aimé, il a l'impression que la vie se pare de couleurs et que tout le monde veut lui dire bonjour. Sans ce corps, sans ces émotions, votre conception du monde serait proche de celle d'un robot !

Lorsque vous analysez vos rêves, tout est vous, tout parle de vous : vous êtes incarné dans chaque scène, dans chaque détail, dans chaque objet. Dans cette médecine du rêve, vous acceptez que tout ne parle que de vous. C'est dommage que vous ne sachiez pas que, dans la réalité, tout ne parle que de la vie. Le premier pas consiste à observer que ce qui vous anime anime également le monde et à vous ouvrir à la modestie de votre existence.

Oser être un parmi tant d'autres

Pour appartenir au monde, pour quitter votre poste d'observateur et de contrôleur, vous devez apprendre à baisser la tête et à rejoindre l'extraordinaire tel que défini par Lao Tseu : « Ce qu'il y a d'extraordinaire, c'est un homme ordinaire. »

Au fond de nous, nous désirons être extraordinaires. Dans cette réalité hiérarchisée, nous voulons étonner, être reconnu, être puissant, être vu... Il en va de même pour tous ceux qui sont au pouvoir, présidents ou dictateurs, et qui veulent marquer leur temps. Qu'ils bâtissent des monuments, écrivent des livres ou fassent des guerres, ils veulent marquer leur temps pour ne pas mourir. Nous sommes dans cette quête d'éternité, dans ce besoin de concrétiser l'extraordinaire et de le préserver.

Pour l'Indien, l'extraordinaire, c'est la vie. Et la vie qui bouge à chaque instant. Il ne s'attache pas aux images et ne cherche pas à devenir un dieu. Il est la vie. Comment passer de l'état d'infiniment petit à l'état de « tout » ? Pour les Occidentaux, c'est la richesse ou la reconnaissance qui permettent de passer de « rien » à « important ». Pour l'Indien, ce passage se fait par la conscience d'être infiniment petit et relié au tout, d'être à la fois la vague et l'océan, le grain de sable et la plage, tout petit et immense. Pour lui, c'est dans ce voyage, dans cette conscience de l'infini qui est en lui que se dépose l'extraordinaire. Il n'a aucun besoin de sortir du lot ; ce qu'il aime, c'est se connecter à l'autre, qui est une part de lui.

Cette route que nous avons commencé à explorer ensemble, cette voie où chaque rencontre est une porte qui mène à soi, est une route extraordinaire, parce qu'elle nous connecte à une toile infinie. Mais le véhicule de la conscience, ce qui nous permet d'élargir notre horizon est cet homme ordinaire qui sait qu'il va mourir.

Accepter le mystère sans le comprendre

Si vous avez cassé la hiérarchie, si vous êtes sur le chemin de l'homme ordinaire, je vous invite à faire encore un pas pour retrouver la magie.

Les Occidentaux aiment être le magicien. L'Indien aime être la magie. Il y a plusieurs façons de rencontrer la réalité : celle d'un enfant qui s'émerveille devant un magicien faisant sortir un lapin ou une bouteille de sirop de son chapeau, et celle de l'Indien qui cherche par tous les moyens à garder cette danse, ce regard émerveillé.

L'enfant voit l'abondance apparaître grâce au magicien, l'Indien voit la magie de la vie au travers de cette abondance. Lorsqu'il plonge dans l'eau avec les poissons, lorsqu'il trouve le gibier qui lui permettra de manger, il sait que ces poissons, ce gibier font partie de la danse et sont nés de la magie de la vie. Le lapin qui sort du chapeau, même s'il est vrai, est un lapin de rêve, qui apparaît, disparaît, revient... Il représente la danse de la vie, le mouvement.

Plus l'Indien sent qu'il fait partie de la magie, plus il sourit à la vie. L'Occidental fasciné par le magicien cherche à comprendre comment il fait ses tours. Pour comprendre la magie de la vie, il faut détruire : c'est ce que disent les physiciens, on détruit la cellule, la molécule, pour aller toujours au plus petit. Mais si on détruit la magie, que devient-on ? Devient-on le magicien ? Ce n'est pas toujours gagné !

Sur la route de l'Indien, retrouvez vos yeux d'enfant face à la magie. Et si vous rencontrez le mystère, touchez-le, devenez le mystère. Vous ne savez pas d'où vous venez, vous ne savez pas où vous allez, mais ce que vous savez, c'est que vous êtes là. Parce que vous êtes capable de vivre avec ce mystère, vous êtes aussi le mystère. C'est cela qui est vraiment extraordinaire : plus vous approchez le mystère qui est en vous, plus vous dansez avec le mystère de la vie, plus la magie naît et vous nourrit.

Médecine des harmonies

Je vous propose de faire quotidiennement les exercices suivants pour adopter un regard dépourvu de jugement. Cette médecine permet de sortir d'une vision verticale de la vie, de mettre fin au jugement, d'apprivoiser l'observateur qui est en vous, jouisseur de la vie sans attache.

Premier exercice

Dans le métro, le bus, le train, à la terrasse d'un café…, observez comme votre cerveau qualifie ceux qui vous entourent et attirent votre attention. Vous possédez un radar interne qui juge, évalue, critique…

Votre premier pas pour modifier cela sera d'apprendre à ne pas qualifier les hommes et les femmes autour de vous en tant qu'« hommes » ou « femmes ». Pensez juste qu'ils sont des êtres humains et observez combien votre cerveau modifie sa perception.

Votre second pas sera d'observer combien votre cerveau évalue, critique, classe, note naturellement chaque personne qui attire votre attention, puis de ne plus les répertorier en « beaux », « laids », « baisables » et autres jugements, mais de penser que ce que vous voyez n'est que des expressions de la vie.

Second exercice

En balade en forêt ou au bord de la mer, portez votre attention sur ce qui vous entoure : les insectes, les fleurs, les arbres…

Constatez avec bienveillance, sans jugement, comme votre cerveau réagit en prédateur, en commerçant, en propriétaire…, et s'approprie tout ce qui vous entoure, par exemple en imaginant faire un bouquet de fleurs ou acheter telle maison vue au détour d'un chemin… Ces réactions sont normales, car vous avez été conditionné pour être toujours en activité et, ainsi, dominer le monde.

Apprenez au contraire à lâcher l'évaluation, la classification et à acquérir le regard de l'observateur qui voit ce qui l'entoure pour la première fois, sans donner de nom, de fonction, etc.

Écoutez ce que vous ressentez ; laissez l'errance prendre place et la beauté s'installer dans votre cœur pour illuminer cette rencontre éphémère. Devenez jouisseur. Laissez mourir le propriétaire qui vit en vous !

Avec le temps, le cœur du nomade qui danse avec la vie prendra place et vous serez apaisé. Votre énergie sera modifiée et vous verrez combien votre environnement changera.

Médecine de la quête de vision

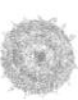

La quête de vision peut vous aider lorsque vous êtes à un carrefour de votre vie, dans une période de transition ou de deuil, ou que vous vivez une grande peine. Faites cette quête avec un chaman, celui que la vie vous fera rencontrer. Vous pouvez également pratiquer une quête de vision « occidentale ». Pour ce faire, demandez à une personne de votre entourage de vous accompagner dans cette action. Mettez au point un code avec elle pour pouvoir communiquer régulièrement sans lui parler (par exemple, en accrochant un ruban de couleur sur une branche…) et lui faire savoir que vous allez bien.

Pour cette médecine, il vous faudra :

- *une bâche ;*

- *un sac de couchage ;*

- *deux à trois litres d'eau ;*

- *un objet qui incarne votre questionnement ;*

- *de la craie ou une cordelette ;*

- *votre téléphone.*

1 – Munissez-vous de tous les objets nécessaires (la bâche, le sac de couchage, l'eau, l'objet qui symbolise vos questions, votre téléphone à n'utiliser qu'en cas d'urgence) et rendez-vous dans un endroit familier où vous vous sentez en sécurité.

2 – Au sol, avec des pierres, de la craie ou une corde, matérialisez un cercle de la surface qui vous convient et placez-y les quatre points cardinaux.

3 – Installez-vous dans ce cercle avec tous vos objets.

4 – Posez l'objet qui symbolise vos questions au centre de votre cercle.

5 – Restez dans cet endroit pendant deux nuits et presque trois jours. Si vous ne tenez pas, ce n'est pas grave, ce n'est pas un défi.

6 – Changez de direction avec le soleil et, à chaque changement, observez ce que la vie vous envoie comme informations.

CHAPITRE 3

Le lâcher-prise

Dans le désert, l'horizon est la maison de l'homme.

PROVERBE DU DÉSERT

Le lâcher-prise

Le lâcher-prise est une étape essentielle pour s'ouvrir à la beauté. Plus que de « lâcher prise », je parlerais même de « lâcher prendre » !

Pour un Occidental, « lâcher prise » ne veut rien dire, car nous sommes conditionnés pour conserver ce que nous avons. Cette tendance nous vaut d'ailleurs d'être surnommés par les Indiens le « petit frère blanc qui avance avec les poings » : nous prenons et nous refermons nos mains pour tout garder, comme si nous voulions éternellement bloquer l'univers.

Le lâcher-prise, ce sont les mains ouvertes… Imaginez que vous tenez une colombe entre vos mains ; vous sentez son cœur palpiter, puis vous la lâchez. Regardez vos mains : elles sont ouvertes. Et là, oui, tout peut arriver, tout est possible, car vos mains sont des vallées où la vie peut se poser. Bien sûr, ce qui se pose peut faire mal parfois, mais tout passe : c'est la médecine du lâcher-prise.

Quand nos mains sont ouvertes, on ne peut rien posséder, mais rien ne peut nous posséder non plus. Là est le secret que je vous propose de découvrir.

Trouver l'apaisement dans la nature

Je vous invite à découvrir la médecine du nomade, celle de vos aïeux. Cette médecine est en vous, c'est l'ADN de votre histoire.

Si vous étiez chaman, vous remonteriez le temps et vous sauriez qu'avant d'être sédentaires les premiers hommes qui ont marché sur notre planète avaient une confiance absolue dans l'inconnu. J'aime ce proverbe du désert qui dit : « Dans le désert, l'horizon est la maison de l'homme. » C'est cela la médecine du nomade : on rentre à la maison en marchant vers la mort ; ce chemin est la route qui conduit à soi.

La première qualité pour lâcher prise est de faire confiance à nouveau à la vie. Quand vous vous engagez en amour, ne pensez pas à ce qu'il faut pour retenir l'autre, mais avancez avec confiance, comme le pèlerin qui partage un bout de chemin avec quelqu'un et sait que, tôt ou tard, les chemins se séparent, mais que ce n'est pas grave, car l'horizon est pour tout le monde. Si vous travaillez dans une société et que vous envisagez une carrière, ayez confiance. Il y aura des embûches, bien entendu, car il y a toujours des difficultés sur la route, mais tout passe. Faites confiance à votre propre évolution, pas à celle promise dans la structure dans laquelle vous travaillez ni à l'idée que la société se fait d'un homme évolué. Soyez dans l'attitude confiante du marcheur qui découvre au fil du temps des choses qui lui permettent d'être de plus en plus à l'aise dans sa marche vers l'inconnu.

Médecine de la vibration de l'est

Cette médecine sert aux philosophes à trouver des réponses en observant la nature. Parfois, vos lois, celles qui vous semblent être des vérités, ont besoin de se confronter à la loi de la nature pour cesser de vous maintenir dans la même illusion. Apprenez à faire primer la loi de la nature sur celle de la culture.

Ne pratiquez pas cette médecine à votre bureau ou sur votre canapé, mais sur une roue matérialisée au sol. Ici, l'orientation est essentielle.

Pour cette médecine, il vous faudra :

- *quatre objets de votre choix pour marquer les quatre directions sur la roue de médecine.*

1 – Créez votre roue de médecine en matérialisant les quatre directions avec un objet.

2 – La loi de la nature se trouve à l'est ; celle de votre vie, à l'ouest.

3 – Allez à l'ouest et exprimez tout haut ce que vous croyez sur vous et qui, à cet instant, vous paralyse (par exemple : « Je me fais toujours avoir »).

4 – Allez au nord et demandez-vous si votre entourage, votre vie, la société confirment cette réalité.

5 – Allez au sud et ressentez les émotions que soulève cette réalité.

6 – Allez à l'est et observez la loi de la nature, qui vous dira que personne ne se fait avoir et que, dans la vie, il y a un temps où on est le prédateur et un temps où on est la proie.

7 – Retournez à l'ouest et observez ce qui est modifié lorsque vous confrontez la loi de l'ouest et celle de l'est.

8 – Allez au sud et laissez descendre la nouvelle vision.

Explorer le monde sans peur de s'y perdre

Pour marcher en confiance, pour explorer le monde sans peur de vous y perdre, vous devez changer votre façon de vivre et d'appréhender l'avenir. Et cela implique aussi de ne plus tout contrôler, de lâcher prise.

Pour nous protéger, nous cherchons à tout prix à bâtir un futur qui ressemble à notre passé, ou du moins qui en soit la continuité. Très jeune, on élabore un modèle de pensée qui nous suit et nous permet de rejouer la même histoire. Tout petit déjà, on vous qualifiait de « victime », de « gagnant », de « looser » ou de « naïf »... Le scénario de votre vie s'écrit sans vous, et vous le jouez, vous le répétez de plus en plus vigoureusement, fréquemment et douloureusement : vous êtes de plus en plus une victime, un gagnant, un looser ou un naïf...

Dès que vous enfilez un costume, votre vie est écrite et pour que le scénario puisse se répéter comme convenu, votre environnement doit être immuable. C'est pour cela que nous sommes des sédentaires, pour maintenir notre décor, accrochés à une réalité unique, à un cadre immuable, quitte à en mourir.

Supposons que je sois une victime depuis le début de ma vie, alors, il y a un grand risque que je tombe amoureux d'un bourreau qui me maintiendra dans ce rôle. Je ne peux pas sortir de ce cadre parce que je suis le gardien de ma réalité. Ma réalité est triste, violente ou douloureuse, mais c'est la mienne. Et comme je suis sédentaire, je la défends jusqu'au bout.

Parfois, en consultation, quand je demande à une femme ce qui la retient dans son couple et qu'elle me répond « Je l'aime », je suis surprise, car elle m'a confié des comportements qui la font souffrir. Si je lui fais remarquer : « Vous aimez donc souffrir ! », elle me répond que non, bien sûr ! Réfléchissez bien... Cela ne vous est-il jamais arrivé d'aimer ce que vous n'aimez pas ? En fait, on aime par-dessus tout protéger sa propre réalité.

Pour s'ouvrir à la danse avec l'univers, il faut oser être infidèle à sa réalité. C'est ce que font l'Indien et le chaman : ils ne pensent qu'à être surpris et à adopter le masque de l'aigle ou le savoir-faire du loup ou à trouver la folie du ver à soie... Qu'importe ! Ils sont aussi l'arbre, le ciel, l'eau..., ce qui leur permet de voyager dans dix mille scénarios. Lâcher le contrôle, c'est oser danser, bouger en permanence, comme l'Indien qui a dix mille facettes et rencontre le monde chaque matin au point du jour.

Accueillir l'imprévu

Lorsque vous tracez une route et que vous n'acceptez pas qu'elle dévie, au premier tournant imprévu, à la première modification de votre plan, chaque tournant est vécu comme une agression et la vie devient une ennemie.

Si vous avez décidé de faire un pique-nique et qu'il pleut, vous pouvez imaginer que la vie vous en veut... Le problème vient du besoin de tout contrôler, de l'obstination à vouloir être le créateur de votre univers, à vouloir façonner le monde. Dans ce schéma, en théorie, la vie ne peut plus jouer avec vous, elle n'est plus qu'un empêcheur de tourner en rond.

Sortez du contrôle et vous sortirez de la guerre ! À partir du moment où vous faites confiance à l'inconnu, où vous quittez cet habit – triste à force d'être porté – qui a généré tant de souffrances répétées et que vous choisissez de porter tous les costumes de l'univers, vous êtes libre d'accueillir l'imprévu, source d'une nouvelle histoire.

Dans vos nouveaux costumes, les contrariétés pourront alors devenir des messages que la vie vous envoie pour vous conduire ailleurs. Et cela, même si vous avez parfois du mal à comprendre le plan que la vie a pour vous, comme c'est le cas lorsque les épreuves sont tellement douloureuses qu'il semble impossible de voir ce qu'une telle souffrance pourrait vous apprendre. Et pourtant...

J'ai souvent accompagné des personnes en fin de vie – des enfants ou des personnes âgées – et beaucoup pensent à ce moment-là que leur vie a un sens, que rien n'aurait pu être différent. Le jeu de piste se révèle avec le temps et devient intéressant. Dans une chasse au trésor, il y a des moments difficiles, des énigmes que l'on ne comprend pas, des histoires rocambolesques, des passages qui nous font peur… Pourtant, cela a du sens, on le comprend avec le temps. Les épreuves nous sculptent, elles nous donnent une autre antenne, une autre vibration qui nous permet de rencontrer la réalité à un autre niveau.

L'Indien ne considère pas la souffrance comme une punition, mais comme une ouverture nécessaire, comme le gène de la vie qui fait couler la sève de l'être. À chaque fois que la souffrance se présente à lui, il l'accepte et cherche dans la douleur la richesse qui s'éveille, la façon dont il peut continuer à marcher et à aimer. La profondeur créée peu à peu par les traumatismes de la vie vous mène bien au-delà de votre condition première et vous invite à rencontrer l'esprit qui est en vous, cette âme qui s'est incarnée et qui danse d'une certaine façon. Et il faut beaucoup d'amour pour en comprendre et en appréhender la beauté.

Accepter les interventions de la vie

Quand la vie n'est plus une agression, un empêcheur de tourner en rond, elle devient une amie. Laissez-la entrer dans votre vie, acceptez-la comme quelqu'un qui sait aussi ce qui est bon pour vous. C'est une première étape vers la révélation.

Lorsque vous commencez à lâcher prise, vous êtes comme la feuille qui fait confiance au vent et ne craint pas de tomber quand il s'arrête de souffler. La brise vous fait tournoyer, puis vous posera. Mais en vous connectant au vent, vous pouvez aussi être le vent. Ce voyage, cette danse vous grandit. En vous ouvrant à la vie, vous pouvez entrer en connexion avec ses millions d'expressions et prendre conscience de la force extrême d'une seule intention. Vous êtes connecté, vous êtes dans la toile, et vous êtes la toile de l'univers. Dans la société occidentale, on se croit un, séparé du tout et pourtant responsable de tout.

Enfant, dans mon éducation protestante, on m'avait appris que même mes pensées pouvaient constituer un péché. Le soir, en m'endormant, j'avais très peur d'avoir de « mauvaises pensées » qui pouvaient entraîner des disputes, voire des punitions.

Dans le schéma indien, la puissance de l'intention est réelle. L'enfant est élevé pour découvrir combien son intention « harmonise » ou « désharmonise » l'univers dans la réalité qu'il nourrit. L'étude de la physique quantique nous apprend que c'est vrai. Alors, comment vivre cela sans se sentir terrifié ? Je peux me disputer avec mon patron et, par colère, souhaiter le voir mourir alors que je n'ai aucune envie qu'il meure. Pourtant, j'y ai mis l'intention. Comment sortir de cela en avançant sur le chemin de l'Indien ? L'Indien sait qu'il est connecté, qu'il n'est pas seul. Il analyse, il comprend et il transforme sa violence à l'intérieur de lui. Sur ce chemin, le monde extérieur a une vibration de paix ou de médecine. En adoptant cette attitude, je peux mieux accepter ce que la vie m'apporte, car elle m'oblige à regarder mes intentions quand je suis secoué. Ai-je peur ? Suis-je en colère ? Est-ce que je veux être puissant ? Que se passe-t-il en moi quand la vie ne me donne pas ce à quoi je pense avoir droit ? Dans quelle position me mets-je ? Suis-je dieu à ce moment-là ? Mais, alors, ai-je la force et l'amour d'un créateur ? En fait, la vie devient l'instructeur de votre propre harmonie, et c'est cette harmonie qui constitue la quête de l'Indien, car elle est la source de la réalité extérieure.

Accepter que la vie se mêle à votre vie est une médecine extrêmement puissante pour trouver l'harmonie qui, peu à peu, vous dissout dans la beauté.

Médecine du caméléon

Cette médecine vous invite à ne pas avoir peur du changement, à laisser mourir certaines choses pour que d'autres renaissent, sans savoir ce qu'elles sont. Vous êtes connecté au monde et, comme les feuilles qui bougent au gré du vent, vous vous transformez énergétiquement au gré de vos rencontres avec vous-même ou avec les autres. Ayez confiance dans ce qui va être et acceptez que la mort donne naissance et que la naissance entraîne la mort. Ne vous attachez pas à une seule expression. Pratiquez cette médecine avec une ou deux personnes.

Pour cette médecine, il vous faudra :

- *inviter une ou deux personnes en qui vous avez confiance ;*

- *un miroir.*

1 – Asseyez-vous face à un miroir, les autres personnes debout derrière vous sans vous toucher.

2 – Fermez les yeux et inspirez plusieurs fois.

3 – Pour ceux qui pratiquent la méditation : gardez les yeux fermés, et prenez quelques minutes pour méditer.

4 – Lorsque vous êtes détendu, ouvrez les yeux et fixez le miroir.

5 – Laissez le dialogue s'installer et se poursuivre, laissez les images se transformer. Qui regarde : le reflet ou vous ? Qui êtes-vous ? Que voyez-vous ?

6 – Restez ainsi au moins cinq minutes, plus si vous y parvenez.

7 – Une des deux autres personnes s'assied derrière vous et pose ses mains sur votre dos en plaçant une intention d'amour (ou d'un autre sentiment). Observez la transformation de votre visage.

8 – La troisième personne s'installe derrière la deuxième et pratique le même rituel d'imposition des mains avec intention. Observez ce que cela modifie.

Accepter l'inéluctable

La quête de l'harmonie comprend plusieurs étapes. Contrairement à notre vision du monde, ces étapes ne fonctionnent pas à la verticale avec un premier niveau, puis un deuxième et un troisième…, qui font de vous un jour un apprenti et un autre jour un expert. Il n'y a pas un homme de sagesse et un enfant naïf. Pour un Indien, les étapes sont les cycles de vie sur son chemin quotidien.

La vie vous confronte, vous fait danser avec diverses vibrations. Si vous êtes dans une période où votre envie de réussite est primordiale, allez-y à fond ! Vivez en confiance ce cycle passager et cherchez à harmoniser votre réussite avec votre environnement, avec l'univers. Si vous êtes un Indien, la vie vous fera connaître ce goût du pouvoir pour mieux vous l'enlever. Mais pour perdre, il faut avoir eu. À chaque cycle, vous êtes comme le serpent qui mue, comme l'aigle d'une métaphore amérindienne que j'aime particulièrement…

L'aigle peut vivre jusqu'à 70 ans. Mais pour cela, il doit prendre une décision difficile : à 40 ans, il doit choisir entre se laisser mourir ou passer par un long et douloureux processus de régénération.

Ses serres sont devenues trop flexibles, son bec s'est trop courbé, ses ailes se sont alourdies… Pour vivre, il doit aller se réfugier au sommet d'une montagne, manger frugalement, user son bec, arracher ses serres et ses anciennes plumes. Lorsque son bec est recouvert d'une nouvelle corne, que ses griffes et ses plumes ont repoussé, l'aigle reprend son vol et peut vivre encore trente ans.

Il existe des cycles au terme desquels on doit lâcher, avec bonheur et intensité, ce que l'on a construit. Il faut perdre pour se renouveler. Comme la musique a besoin de silence entre les notes, vous avez besoin, entre les cycles, de périodes de jeûne, de périodes où vous avez l'impression qu'il ne se passe rien. Tout est invisible, caché, mais la vie germe en vous. Découvrir l'existence de cycles permet de se libérer de l'angoisse de ces « traversées du désert » dans une société qui avance constamment et avec rapidité. L'harmonie de l'Indien est celle du lâcher-prise. On construit, puis on laisse les choses mourir. De la sève du premier cycle naît le deuxième cycle. C'est ainsi que peut apparaître la beauté, fil conducteur de toute transformation.

Médecine du papillon

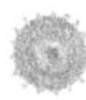

Cette médecine vous permet de voyager dans le temps, de vous ouvrir aux enseignements de la vie pour apprécier les différentes mutations, pour accepter que le nouvel être soit aussi beau que l'ancien.

Pour cette médecine, il vous faudra :

- *aller dans un bois ou un lieu boisé ;*

- *de quoi noter.*

1 – Allez dans un bois.

2 – Cherchez un jeune arbre et observez-le. Touchez-le et décrivez-le. Comment vous sentez-vous dans cette relation ? Notez vos impressions.

3 – Recommencez le rituel avec un arbre de la même famille, mais plus vieux : posez-vous la même question et notez vos impressions.

4 – Recommencez en choisissant un arbre malade ou vieillissant.

5 – Cherchez un arbre mort. Asseyez-vous à côté de lui et relisez vos notes sur ce voyage à travers le temps, ce retour à la terre, et laissez la vie vous enseigner.

CHAPITRE 4

Mourir pour renaître

Au cours d'un dialogue avec mon arbre
je lui demandai :
« Comment me relier à mon fils disparu ? »

Sa réponse fut : « Est-ce que la mer cherche la goutte d'eau ? »

MON ARBRE

La loi des cycles

Si vous avez bien assimilé la loi des cycles, vous avez accédé à la vision horizontale des Indiens. Les Occidentaux, qui ont intégré un fonctionnement vertical, sont conditionnés pour croire en la mort, à une vie qui connaît un début et une fin, une cause, des effets, un objectif. Je nais, je meurs ; cela paraît tellement logique. Notre façon de découper le monde nous force à tout fragmenter pour parler de la vie. Dans cette vision de la vie, nos ancêtres ont peu de poids, sauf, pour quelques-uns, dans les livres d'histoire. Dans les familles, quand on ne raconte plus l'histoire de la lignée, il n'y a plus de cycle. La génération d'aujourd'hui est plutôt issue de la collectivité et des grandes figures médiatiques que d'une longue lignée ; elle est l'enfant du virtuel. L'angoisse de la mort est très présente dans le monde occidental. L'idée de la mort est liée à l'idée d'une fin, d'une immobilité. Pourtant, pour citer Antoine de Lavoisier, célèbre physicien : « Rien ne se perd, rien ne se crée, tout se transforme. »

Alors, comment danser avec la beauté qui se révèle aussi parfois dans la mort, dans l'horreur ou sur un champ de bataille, comme dans certains tableaux d'Eugène Delacroix ? Comment oser affronter cela sans culpabilité ? Pour cela, il faut retourner à la nature, savoir que rien ne meurt et que la mort n'existe que parce que vous le voulez bien. C'est la quatrième étape de la beauté, dans laquelle je vais vous guider.

La peur de mourir

La peur de mourir commence très tôt, vers 4 ans. Avant cela, on expérimente la confiance – dans le biberon qui va arriver, dans la crampe de l'estomac qui va s'estomper, dans sa maman qui part et revient, dans les visages où le sourire s'efface puis réapparaît... Dans les premières années de votre vie, vous avez appris à apprivoiser le mouvement de ce qui part et revient, puis, vers 4 ans en général, les choses se sont compliquées. Vous avez commencé à comprendre que certaines « personnes » ne reviennent pas – un grand-père, un chien... –, et vous les avez cherchées partout...

J'ai envie de partager avec vous cette histoire que j'ai vécue petite :

Un de mes grands-pères m'emmenait dans les bois, en haut de la colline, pour regarder le soleil se coucher. Alors que je lui disais à quel point j'aurais aimé attraper le soleil quand il se couche pour savoir où il va, il m'a répondu : « Tu sais, il y a très longtemps, des hommes qui avaient peur que le soleil ne revienne pas lui ont couru après, et le soleil les regardait en se demandant comment ils pouvaient avoir autant de prétention, eux complètement insignifiants face à lui, l'énorme soleil qui pouvait les brûler vifs d'un seul de ses rayons. Ces hommes épris de grandeur le faisaient sourire, lui sage qu'il était... Un jour, il s'est adressé à eux en leur disant : « Si vous voulez que je revienne, il faudra me faire confiance. Et pour cela, il faudra cesser de me suivre. » Ce qu'ils ont fait. Et, depuis, le soleil réapparaît tous les jours.

Ce qui disparaît revient. Comme les arbres en hiver qui ont « la tête à l'envers », comme les graines qui se cachent... Rien ne meurt, tout disparaît, puis revient. Parfois sous une autre forme, comme le ver caché dans son cocon, qui se transforme en papillon... Enfant, pendant très longtemps, j'ai cru qu'il ne fallait pas bêcher en hiver parce que le jardin était dans le sol, à l'intérieur. Je l'imaginais « à l'envers » avec toutes ses fleurs. J'ai découvert bien après que le jardin intérieur de l'hiver est en graines !

Les Occidentaux sont fascinés par l'expression de la vie que représentent les fleurs. Avec les fleurs, ils créent un paradis, une échelle entre la terre et le ciel ; ils reproduisent un monde – plus ou moins le même – avec un comptable, des punitions, de bons et de mauvais sujets. Or, quand on devient graine, tout est possible. Le monde est en germe et chaque graine évolue, se transforme et s'adapte à son environnement, à un autre rêve qui anime la création. La peur de mourir est la peur de perdre une réalité qu'on a créée et qu'on appelle la vie. C'est sur cette route qu'il est important de se détacher de l'idée qu'il existe une fin, car l'univers ne connaît pas l'idée de fin.

Sortir des états d'addiction

Si je vous disais que votre plus grande addiction est votre addiction à votre réalité ? C'est la pire ! Vous mettez toute votre énergie à maintenir votre réalité « en vie », et cela vous soulage. Pourtant, les cycles de la vie sont souvent extrêmement douloureux. Si vous êtes un gagnant, vous n'avez pas le droit d'échouer, vous êtes pris dans un système de *challenge* et la satisfaction du repos est très courte, puisque, après un défi, vous devez en trouver un autre, puis un autre, et encore un autre… Vous devez inlassablement prouver que vous êtes un gagnant. On est accro à sa vie, à son personnage, quel qu'il soit. C'est une addiction terrible ; on cherche le soulagement dans la confirmation perpétuelle de qui on est. Cette addiction est comparable à toutes les autres : elles commencent par donner l'illusion de soulager, telles des médecines, et finissent par devenir un poison. Évidemment, c'est l'inverse pour l'Indien, qui ne connaît pas l'angoisse de maintenir à l'identique, jour après jour, une réalité du monde, de son identité. Il a la curiosité d'enrichir tous les possibles, de s'en nourrir à chaque instant, de les assimiler et d'en être transformé.

Se libérer de cet état d'addiction revient à se poser réellement la question suivante : « Qu'est-ce que ma réalité ? Comment naît-elle ? Quelle est l'origine de notre vision du monde qui nous place systématiquement dans les mêmes situations, le même rôle ? »

Tout est vibration, et la création de votre univers passe par la construction d'un filtre qui se situe au niveau de l'intestin : le second cerveau. Dès votre plus jeune âge, vous avez créé de quoi filtrer les vibrations et leur donner une réalité immuable. Les vibrations ainsi définies permettent à votre cerveau gauche de fabriquer des images et de susciter les émotions et les comportements en accord avec cette réalité. Prenons l'exemple tout simple d'un filtre qui aurait la forme d'une étoile, comme les moules à sablés : quel que soit le matériau que vous y mettrez, il en sortira toujours un objet de la forme du moule. C'est cela, l'enfer de notre réalité faite de répétitions. En amour, par exemple, c'est la rencontre des mêmes partenaires qui font souffrir, c'est la répétition des mêmes scénarios d'échec. Pour sortir de l'addiction, il faut modifier la structure, le filtre vibratoire qui nous renvoie une réalité unique. C'est le plus difficile, car, comme toutes les personnes dépendantes, on est vite en manque.

Reprenons un exemple : imaginons que votre filtre vibratoire est en forme d'étoile. Les gens qui voudraient « s'emboîter » dans votre réalité devraient avoir la même forme que votre filtre, être munis de branches

L'Indien n'a pas de filtre avec une forme prédéfinie, il est ouvert, sa structure est souple et toujours en mouvement, il s'autorise des filtres de forme variée pour trouver la réalité la plus harmonieuse à vivre pour lui. Les vibrations de la vie l'amènent à voyager dans des réalités étonnantes. C'est ce que je vous propose de vivre.

Se libérer du besoin de posséder toujours plus

Pour créer votre réalité, celle dont vous êtes esclave, vous devez la nourrir en permanence. Si vous êtes un gagnant, vous devez gagner beaucoup de choses – des cœurs, de l'argent, la santé... – et traduire concrètement votre état pour que votre entourage puisse constater ce que vous êtes. Vous aurez une belle maison, une belle voiture, etc. Cela ne s'arrête jamais puisque vous nourrissez toujours le même monde. Quelle que soit la nature de votre monde – et c'est ce qui est terrible –, vous êtes non seulement esclave de cette réalité, mais également à son service. Et il n'y en a jamais assez.

Comment cela se passe-t-il ? Pour que votre « programme » ne soit jamais détruit, vous avez créé un catalogue de phrases clés qui répètent toujours les mêmes choses, vous ramènent toujours au même souvenir élémentaire. Si vous êtes un perdant, vous connaissez certainement ces petites phrases : « Tu n'es pas fiable », « Tu n'es pas responsable », « On ne peut pas te faire confiance »... Vous voudrez constamment prouver que l'on peut compter sur vous, mais comme vous êtes intimement persuadé du contraire, comme vous le disent les autres, vous échouez systématiquement. Ce schéma, que l'on pourrait qualifier de pervers, est celui du programmateur. Le programme qui est en vous sélectionne les personnes capables de nourrir et de maintenir sa réalité. Et il n'y en a jamais assez. Plus on vous confirme une réalité, plus elle devient réelle. Prenons un autre exemple : vous pouvez avoir « des milliers » d'amoureux et tomber tout le temps sur ceux qui vous laissent tomber... Vous serez malheureux, mais votre réalité aura pris du poids ; vous vous direz : « Ça, c'est ma vie. C'est moi. »

Comment sortir de l'exigence du « toujours plus », de cette réalité unique ? Acceptez le mouvement ! Lorsque vous entendez les phrases habituelles : « Toi, tu changes d'idée comme de chemise », « Tu es amoureux », « Tu as changé, ce n'est pas toi »... Lorsque vous entendez ces phrases, au lieu d'avoir l'impression d'avoir franchi la ligne jaune, dites-vous : « Youpi ! J'ai grandi, j'évolue, je me transforme... J'ai une autre histoire à écrire, j'ai touché quelque chose qui est en train de me faire grandir ! »

Votre environnement, votre entourage vous « aident » à rester dans les clous et, dès que vous évoluez, votre entourage a l'impression de vous perdre, car vous êtes dans un monde de mort, comme disent les Indiens, dans un monde où rien ne doit bouger. Nous n'aimons pas les saisons, nous voulons être le temps, que les choses soient comme nous les avons imaginées il y a deux mille ans... Alors, trahissons cet univers pour agrandir et enrichir notre jardin, pour être étonné, pour sortir de notre case et laisser fleurir les multiples possibles d'une vie qui ne s'enfuit que vers vous !

Se libérer de la peur du manque

La peur de manquer, l'envie d'avoir toujours plus sont les ingrédients qui nourrissent l'addiction. La peur de manquer, car nous fixons les choses, nous les stabilisons dans la « sécurité ». Pour un Indien, c'est le plus grand leurre. Stabiliser quelque chose, c'est inventer la mort. Je dis bien « inventer ». Il n'y a pas une cellule de votre corps qui ne se renouvelle pas tous les sept ans. Tout ce qui vous entoure est en mouvement. La stabilité ne signifie rien. En revanche, être en mouvement dans le monde crée une grande stabilité.

Si je m'engage en amour et que je m'interdis de quitter la personne envers qui je m'engage parce que je décide que mon avenir est dans cette relation, je risque d'être fortement angoissé par la peur de me tromper. Aujourd'hui, de nombreuses personnes ont du mal à s'engager. Acheter une maison, par exemple, signifie prendre un crédit, donc avoir besoin d'un travail et avoir peur de le perdre, car sans travail, on court le risque de perdre cette maison censée nous offrir un toit pour de longues années. Cette façon de structurer la vie, que l'on appelle « stabilité », crée un grand stress et réduit en esclavage : vous vous mettez sous la dépendance d'un monde extérieur qui doit vous permettre d'acquérir ce dont votre monde intérieur a besoin pour avancer en sécurité...

Dans le monde de l'Indien, le mouvement est sécurité. L'Indien développe en lui une souplesse pour faire face aux multiples variations de la vie. La permanence du mouvement lui donne confiance en sa capacité à survivre à ce qu'il perdra et fait de lui un homme libre, tout simplement. Si je suis celui qui voyage, je vais rencontrer des paysages agréables, mais je vais aussi devoir faire preuve de créativité pour traverser une mer ou pour gravir une montagne. Cela peut s'avérer difficile, voire douloureux, mais je ne doute pas que l'environnement est fait pour moi et que je suis fait pour m'adapter et y évoluer. Cette aptitude fait que je m'engage dans mon présent et que je ne doute pas de mon avenir, quel qu'il soit. De fait, je me libère de la pression de la stabilité et de la peur de vivre.

Rencontrer l'infinie créativité du monde

Quand on rencontre le « peut-être » et que l'on ose en parfumer sa vie, l'Indien en nous est bien éveillé. En effet, le « peut être » vous autorise à sortir du film dont vous êtes prisonnier et vous permet de rencontrer la diversité et la créativité du monde. Lorsque vous achetez une maison, vous pensez : « Elle est super ! Je suis content, on va vivre là quelque temps, mais on ira peut-être ailleurs après. » Lorsque vous avez un nouveau travail, vous vous dites : « Super ! », avant d'ajouter aussitôt : « Peut-être que, demain, je serai engagé ailleurs. » Lorsque vous êtes amoureux et que vous lui dites : « J'adore être avec toi », une petite voix vous chuchote : « ... Mais peut-être que, demain, je serai ailleurs. » Lorsque cette danse occupe tous les espaces de votre vie, c'est comme si vous aviez une amie qui s'appelle la vie et que vous lui disiez : « Je choisis cela, mais si tu as autre chose à me proposer, pourquoi pas ? » Vous permettez à la vie de vous bousculer ; en tout cas, vous lui dites « pourquoi pas ? ». La vie va s'autoriser à venir à vous et à vous emporter dans des voyages que vous n'aviez pas imaginés. Vous serez libre de ne plus vous accrocher à la seule et unique réalité que vous appelez votre vie, vous vous trouverez dans la liberté d'exister, dans l'essence même de la vie. Non seulement vous aurez quitté la solitude et vous saurez que la vie danse avec vous, mais votre vie restera une aventure, pas un poids à porter. C'est important !

Quand vous regardez vos enfants, si l'un d'eux est particulièrement brillant, pensez : « Aujourd'hui, c'est parfait. Demain, il verra avec la vie. » Lorsque vous constatez un trait désagréable chez l'un de vos enfants, dites-vous : « J'ignore quelle route ce tempérament lui ouvrira, mais c'est sa vie ; et la vie est avec lui. »

Mettez « la vie » dans de petits exemples au départ, prononcez cela avec humour, comme si vous jouiez à l'Indien. Vous verrez peu à peu que cette fidèle partenaire fera partie de votre monde et vous soulagera de la toute-puissance qui vous maintient dans la peur d'avoir mal fait, mal aimé, mal éduqué… Et cette façon d'être confiant dans l'accompagnement de la vie vous permettra d'accepter les changements avec bienveillance. Lorsque vous vivrez vos derniers instants, vous aurez appris à faire confiance à la vie, car vous aurez prononcé des millions de fois son nom, comme celui d'une tendre complice. Alors, le dernier jour, quand la vie viendra pour vous emporter, ce sera juste une invitation à suivre celle qui ne vous a jamais quitté…

Accepter de faire partie d'un tout

Quand la vie devient une complice, quand elle vous amène dans l'infini, cela ne vous empêche pas de vivre des périodes difficiles ni d'être soumis à ce que j'appelle « la loi du messager ». Cela ne vous empêchera pas d'être parfois celui par qui la vie passe pour faire du mal.

Vous pouvez être celui qui, impuissant, écrase accidentellement un enfant qui se jette sous sa voiture en sortant de l'école. Vous pouvez vivre ce type d'événement extrêmement douloureux et culpabilisant, pour lequel on se dit qu'on aurait pu faire autrement, même si l'enquête de police prouve le contraire, que vous n'aviez aucune chance de l'éviter, que vous ne pouviez pas le voir. À ce moment-là, la vie a besoin de vous pour faire passer cet enfant dans un ailleurs. Vous pouvez aussi être celui qui, au bord d'une rivière, plonge pour sauver un enfant en train de se noyer. Mais vous n'êtes pas un héros, la vie a besoin de vous pour que cet enfant vive cette expérience et vous initie au sentiment de toute-puissance.

La vie vous apprend. Il ne faut pas confondre le message et le messager. Cela arrive jusque-là, dans la conscience de soi. Ce n'est pas de l'irresponsabilité. La souffrance qu'engendre l'acte vous appartient, mais il est important de savoir que la vie aussi a un plan, dans une dimension bien plus vaste. Quand un être est privé d'amour, quand on voit un enfant soldat dont la lumière du cœur s'est éteinte, peut-on penser que la vie a besoin de lui, a besoin d'éteindre cette lumière ? Certaines questions restent dans le mystère, mais, quelque part, quand le pire se produit, le meilleur n'est jamais loin. Les yeux d'un enfant soldat réveillent le cœur de certains et leur insufflent l'envie de donner de l'amour comme jamais…

La nuit a-t-elle besoin du jour ? Dans le monde indien, l'harmonie a aussi son mystère. Tout est à sa place, et l'homme n'est peut-être pas assez ouvert pour comprendre la danse. Qui veut garder le jour ne connaîtra pas la nuit, et inversement. Le jour permet de connaître la face du monde invisible et du monde réalisé. Accepter de faire partie d'un plan plus large, que l'on ne comprend pas, c'est rejoindre le mystère dans l'abandon de l'enfance.

Parfois, les enfants pensent que leur mère est en colère à cause d'eux, ou que leurs parents divorcent à cause d'eux. La plupart du temps, c'est faux, et pourtant ils le croient, car les enfants se voient comme le centre du monde. Ils ne le sont pas, vous non plus. Devenez le monde et faites confiance à la conscience qu'il a de nous. Son plan est bien plus grand et fort que tout ce que vous pouvez imaginer. Sortez de ce centre qui vous isole, qui vous immobilise dans la peur du rejet et de l'abandon. Faites partie de la danse et célébrez la vie. Ne soyez pas un personnage, mais voyagez dans les milliers d'expressions de la vie ; peu à peu, réalisez le monde à l'intérieur de vous. À ce moment-là, sa beauté pourra vous toucher plus souvent et vous sculpter autrement.

Médecine du magicien

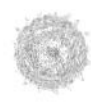

Cette médecine se pratique à deux et vous permettra de (re)trouver la souplesse de l'Indien. Elle vous invite à voir dans le tout l'unité dans laquelle vous vivez. Au-delà des multiples expressions de la vie, elle vous permet de trouver l'unité et de vous fondre dans le tout.

Pour cette médecine, il vous faudra :

- *inviter une personne de confiance ;*

- *une table ;*

- *plusieurs objets de votre choix.*

1 – Sur une table, posez harmonieusement plusieurs objets de votre choix.

2 – Demandez à votre ami s'il aurait quelque chose à modifier pour ressentir de l'harmonie comme vous.

3 – Observez ce que vous ressentez quand il déplace un objet, même de façon infime.

4 – Remettez les objets comme vous les aviez placés et observez votre soulagement.

5 – Remettez les objets comme votre ami les avait placés et fixez votre attention sur l'objet qui vous dérange le plus : pensez qu'il est la partie qu'on ne peut pas bouger. Observez votre capacité à recréer l'harmonie à partir de cet élément imposé.

L'expérience que vous vivez à travers cette médecine est la métaphore de ce qui survient quand on remet en cause votre monde, vos certitudes, vos évidences. Jouer souvent à ce jeu vous permettra de vous assouplir, de vous ouvrir à de nouveaux possibles quand vous rencontrerez une personne qui n'adhère pas à votre vision.

Médecine de la synchronicité

Comment développer son sens du message ? La synchronicité est une connaissance qui appartient à l'âme de l'apôtre Thomas, qui ne croit qu'à ce qu'il peut voir et toucher. La réceptivité aux messages de la vie qui vous permettent de marcher en confiance, comme si un ami vous guidait, se travaille avec le temps. Cette médecine vous invite à la complicité avec l'univers.

Pour cette médecine, il vous faudra :

- *un carnet.*

1 – Achetez un carnet qui vous servira de carnet de synchronicités, de coïncidences.

2 – À chaque fois que vous pensez à quelqu'un et que cette personne vous appelle ou que vous la rencontrez dans la journée, notez-le sur votre carnet.

3 – À chaque fois que vous sentez qu'un rendez-vous vous pose problème, demandez-vous s'il n'aurait pas été préférable d'écouter la vie et de ne pas insister.

4 – À chaque fois qu'un événement se produit peu de temps après que vous y avez pensé, notez-le.

5 – À chaque fois que vous sentez qu'une situation va être difficile ou, au contraire, qu'un moment sera super, notez-le.

6 – Et ainsi de suite... Notez toutes les coïncidences que vous vivez, toutes les intuitions que vous ressentez.

7 – Six mois plus tard, et surtout pas avant, relisez votre carnet. Vous constaterez qu'il n'y a pas de coïncidence, mais seulement la vie qui danse avec vous, vous montre la voie et, parfois, vous prévient de ne pas forcer le chemin.

Partie 4

DANSE, LA VIE DANSE

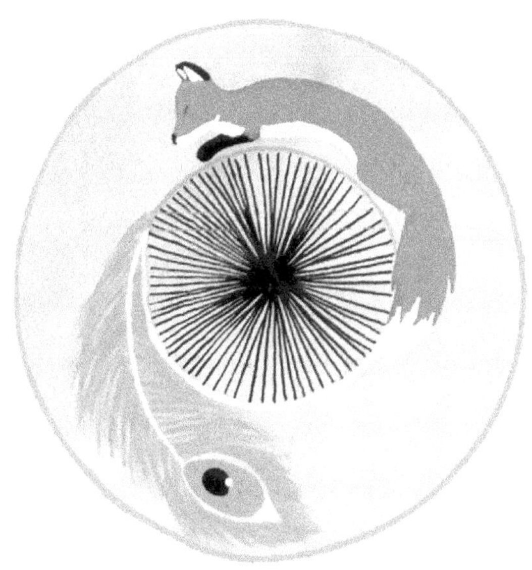

CHAPITRE 1

Arrêter de courir

La danse est le langage caché de l'âme.

MARTHA GRAHAM

Danser au quotidien

Chez les Indiens, la danse est très importante. Ils dansent quand ils partent en guerre, quand ils sont amoureux, quand ils appellent la pluie ou quand ils cherchent à rencontrer leurs ancêtres… La danse, la transe font partie de leur vie au quotidien.

Quand nous étions petits, nous abordions le monde de la même façon. Un enfant heureux danse, saute, court… Un enfant triste se replie sur lui-même, se met en boule. Un enfant en colère tape du pied. Dans notre société, les manifestations de nos émotions doivent être dominées, éduquées et les adultes privilégient la parole comme vecteur des émotions. Si nous avions su garder l'équilibre entre le corps et la tête, nous aurions pu profiter des informations, des connaissances, des messages qu'envoient les vibrations du corps à la tête. Mais nous avons choisi de nous couper du corps pour disposer d'un cerveau non pollué par des émotions inopportunes dans le monde que nous nous sommes construit.

Retrouver un rythme de vie apaisant

Nous sommes des coureurs de fond dont le cerveau est actif et le corps endormi, enfermé, immobilisé. Dans une société où l'individu passe la majorité de son temps assis sur une chaise, il est indispensable de contrôler le corps : ses fonctions pourraient nous limiter et il pourrait nous envoyer des informations contradictoires avec les plans du monde cérébral.

Comment a-t-on réussi à fermer notre corps ? À l'image des bandelettes qui compriment les pieds des Chinoises, nous avons comprimé notre corps avec des bandelettes verbales : « Arrête de courir », « Tiens-toi tranquille »… Dès notre enfance, des petites voix nous reprennent et nous freinent lorsque notre corps exprime un peu trop librement sa joie ou sa détresse. Peu à peu, nous avons appris à le dominer, à le dompter jusqu'à ne lui laisser qu'une seule fenêtre, constituée de la tête et des yeux, par laquelle tout passe. Si les parents tentent généralement de calmer leurs enfants sur le plan physique, ils n'ont de cesse de les stimuler sur le plan intellectuel. Dès le plus jeune âge, l'enfant est sollicité pour progresser, s'éveiller, évoluer et doit interagir en permanence. La demande des adultes va dans le sens d'un cerveau stimulé à outrance et d'un corps enfermé.

L'être humain, ainsi coupé de son corps, a arrêté de courir physiquement pour courir mentalement. Une fois la rupture consommée entre le corps dompté et le cerveau constamment sollicité, le conditionnement continue : le cerveau ne doit plus s'arrêter ni se reposer et, surtout, il doit appartenir à la collectivité, sans pensée individuelle. Pour ce faire, il faut le couper de deux aptitudes essentielles pour son évolution et sa construction : le rêve et l'ennui. Quand un enfant rêve, on dit qu'il ne fait rien et on cherche à tout prix à le sortir de

136

cet état. Les rêveurs représentent des dangers pour le système établi, et on les soupçonne même parfois d'avoir des problèmes. Quand un enfant s'ennuie, les adultes cherchent immédiatement à le stimuler, à l'occuper. On ne supporte plus d'entendre « Je m'ennuie ! » comme on l'entendait souvent à mon époque. Je trouve cela grave, car l'ennui est la respiration du cerveau, c'est ce qui permet de vider tout ce que l'on a reçu, d'emmener son cerveau jusqu'à la lisière du vide avant de laisser réapparaître quelque chose – une pensée ou un désir – qui n'appartient qu'à nous. Le cerveau fait son travail d'analyse et de filtrage pour ne laisser que l'essentiel, que ce dont on a besoin. L'ennui, au début de la vie, se manifeste par une petite angoisse qui, si on ne l'apprivoise pas à l'âge adulte, devient source de stress et terreau de l'hyperactivité.

En empêchant un enfant de s'ennuyer, on le place dans un état d'excitation permanente et surtout on lui inculque la peur du vide. L'enfant ainsi conditionné pense qu'il n'y a rien à l'intérieur de lui ; à force de courir, il ne connaît plus ses propres paysages, ses propres images et son cerveau est envahi par un monde extérieur qu'il ne peut jamais digérer.

Oser investir les chemins de traverse

Comment se reposer lorsqu'il est interdit de s'arrêter de courir, lorsque notre cerveau doit être actif en permanence ? Comment faire sinon en trichant, en prenant des chemins de traverse ?

Pour tricher et avoir un peu la paix, nous donnons le change : nous donnons l'impression de continuer à nous informer, à courir, mais, en fait, nous dormons. Pour un Occidental, dormir, c'est ne plus être en action.

Vous connaissez le moyen de tricher, de croire que vous échappez au marathon, à cette folie qui ne s'arrête jamais, c'est ce moment où vous dites : « Je vais me vider la tête. » Vous vous mettez devant la télévision, l'ordinateur, des jeux vidéo et vous envoyez à votre cerveau le message suivant : « Tu vois, j'apprends plein de choses ! », mais comme vous n'êtes pas en interaction, votre cerveau peut se reposer, une part de lui peut dormir. Vous êtes comme en état d'hypnose, vous ne faites pas de tri, vous ne réfléchissez pas, vous êtes juste parti en cachette faire un tour ailleurs. C'est cela que j'appelle les chemins de traverse de l'homme conditionné, de l'esclave qui ne cesse de courir. Rien à voir avec le repos que connaissent les Indiens, eux qui n'ont pas peur du vide ni de leur monde intérieur et qui, lorsqu'ils se posent, peuvent être dans la paix du « rien », qui les nourrit d'une façon incroyable.

Se donner le droit de dire stop

Comment quitter le marathon, devenir un marcheur et, pourquoi pas, un jour, un danseur ? Il faut, avant tout et pour commencer, écouter son corps.

Quand vous allez au travail avec une boule au ventre ou dans la gorge, une angoisse qui peut aller jusqu'à vous donner envie de vomir, votre corps vous envoie un signal d'alarme. Il n'en peut plus, mais, coupé de lui, vous ne l'entendez pas et vous dites : « Moi ? Ça va, je suis juste fatigué. » Quand c'est le cas, votre corps vous prévient que vous atteignez une limite. Votre cerveau peut travailler 24 heures sur 24 : il ne connaît pas le mot « fin », il est éduqué pour ne jamais s'arrêter et ne peut pas comprendre, ne peut pas entendre cette part de vous qui hurle parfois « Je n'en peux plus ! ». Pour entendre et comprendre les mots de votre corps, créez une part de vous qui en serait le porte-parole et qui vous dirait : « Là, c'est stop ! » Vous êtes le créateur de votre structure ; mettez l'intention de nourrir ce porte-parole et, peu à peu, il vous transmettra les messages. Vous pourrez, par exemple, négocier un rythme de travail qui vous satisfait. Si c'est impossible, vous devrez faire un choix : continuer jusqu'à ce que votre corps vous lâche un jour ou l'autre ou quitter votre travail.

On peut faire marcher un âne pendant très longtemps... On le tape, on insiste, il avance encore et encore, et soudain il s'effondre, mort. C'est la même chose pour votre corps. Dites-vous bien qu'il existe de nombreuses entreprises, mais que vous avez un seul corps et que vous n'en aurez pas d'autre dans cette vie-là. Votre corps est un temple qui vous permet de danser, de rire et de pleurer, de vivre des joies et des peines, et s'il n'a pas droit de cité, il est comme une bombe à retardement qui explosera au moment où vous vous y attendez le moins.

La première étape consiste à écouter les messages de votre corps. Avec votre amoureux, vous pouvez être étonné de ne plus ressentir de désir ou bien de vous fermer physiquement quand il manifeste le sien. Votre tête dit « oui » et votre corps dit « non ». Vous avez le choix entre prendre conscience de cette divergence, puis travailler ce point, et arrêter la relation. Avec la tête, vous pourrez sans doute prolonger votre histoire dix ans de plus, parce que vous ne cessez de vous passer les images du bon temps en espérant qu'il revienne. Avec le corps, vous savez que l'histoire est terminée. C'est pour cela que le corps doit être écouté et qu'il faut savoir l'écouter. Le corps est une danse qui marque les saisons, qui sait qu'il existe un début et une fin, qui sent quand un mouvement se termine et quand un autre commence. Le « stop » est la première danse qui donne le rythme à vos accouplements, à votre travail, à vos amitiés, à vos rêves, à votre vie...

Médecine du buveur de vent

Cette médecine permet d'apprivoiser l'arrêt du mouvement, de ne plus le vivre comme une maladie, mais comme un cadeau pour enfin vivre au présent.

Pour cette médecine, il vous faudra :

- *un téléphone portable avec une connexion internet ou un baladeur numérique ;*

- *des écouteurs ou un casque.*

1 – Prenez votre baladeur numérique ou votre téléphone portable et mettez votre casque ou vos écouteurs.

2 – Allez sur YouTube et sélectionnez une version précise du *Stabat Mater* de Pergolèse[1].

3 – Allez vous promener en ville en écoutant ce morceau en boucle. Observez ce qu'il se passe en vous et autour de vous.

4 – Lorsque vous vous sentez en paix, arrêtez la musique et pensez, un peu comme un mantra : « J'aime cette vie. »

5 – Ressentez à nouveau votre modification vibratoire et votre rapport au monde : vous êtes le buveur de vent.

---

1 https://www.youtube.com/watch?v=8vMfKvFRZ60. *Stabat Mater*, Jean-Baptiste Pergolèse (1710-1736). Interprété par l'ensemble Orfeo 55 avec Philippe Jaroussky (contre-ténor), Emöke Barath (soprano), Nathalie Stutzmann (chef d'orchestre), enregistré à Fontainebleau en avril 2014.

Connaître la jouissance du contentement

Quand vous avez fini une activité, n'en commencez pas tout de suite une autre. Laissez le silence s'installer entre les notes : sans silence, la musique n'existe pas ; sans espace, le mouvement n'existe pas.

L'espace de la jouissance, c'est, par exemple, quand le paysan se retourne pour regarder son champ et se dit qu'il a bien travaillé. Cet espace amène une satisfaction à l'être dans sa globalité, à sa tête, à son corps et à son cœur : la tête a réfléchi, le corps a transpiré et le cœur a aimé... Lorsque vous êtes actif, même si vous êtes assis devant votre ordinateur, prenez le temps de ponctuer vos tâches pour vous féliciter. Quand vous êtes amoureux et que vous voyez vos enfants, la femme ou l'homme qui est près de vous, votre animal de compagnie..., dites-vous de temps à autre : « Je suis heureux. » Prenez le temps de célébrer la vie ! Pendant une ou deux minutes, asseyez-vous, ressentez profondément votre accomplissement. La jouissance permet au futur mouvement de monter. Le repos permet à la graine de la future activité d'exister, loin d'une excitation qui n'apporte jamais de satisfaction. La jouissance vous apporte le contentement des gens heureux.

Laisser entrer la vie

On ne vit qu'en laissant vivre.

J. W. von Goethe

Danser avec la vie

Pour un Occidental, laisser entrer la vie dans sa vie est une démarche difficile, car nous vivons comme sur une autoroute sur laquelle on fonce sans voir le paysage à gauche et à droite. Si vous avez éveillé l'Indien qui est en vous, vous avez certainement déjà pris des chemins de traverse et vous commencez à écouter votre rythme, à savoir dire stop, à jouir des choses qui se terminent et à célébrer ce qui arrive.

Je vous invite à aller encore un peu plus loin et à quitter les chemins balisés. Devenez comme ces marcheurs de haute montagne, par exemple dans l'Himalaya ou sur le mont Blanc, qui ne peuvent pas aller vite et ressentent intensément chaque pas, parfois avec douleur, d'autres fois avec peur et résistance. Ils savent que la montagne est toujours différente, même pour ceux qui la connaissent très bien. Le chemin que vous suivez pas à pas est le vôtre. Comme l'alpiniste qui crée son chemin au fil de la marche, laissez entrer la vie en suivant votre voie. Chaque personne escalade sa propre montagne et crée son chemin en harmonie avec la montagne. Enfin ! Le couple existe, la Vie et Vous entrez en danse.

C'est sur cette métaphore que s'ouvre une interrogation fondamentale pour la danse de la vie : comment rencontrer l'intense plutôt que l'excès ? Car l'excès, amené par la vitesse et l'hystérie, ne permet pas à l'homme de s'envoler dans un pas de deux.

Quitter l'excès pour l'intense

Nous sommes conditionnés pour n'en avoir jamais assez dans une société où l'excès est valorisé : excès de richesses, de travail, de conquêtes amoureuses... L'excès et l'abondance nous éloignent de la rareté et de l'intensité. Il fut un temps où les enfants recevaient une orange pour tout cadeau à Noël. Mais leurs yeux brillaient avec une intensité difficile à retrouver aujourd'hui chez les enfants qui reçoivent des tonnes de jouets. Que s'est-il passé ? Pourquoi les enfants ne sont-ils plus jamais satisfaits et pourquoi ne savons-nous plus comment les combler ? Pourquoi tant de gens ressentent-ils souvent une impression de vide et de manque, alors qu'à une certaine époque les gens, qui habitaient majoritairement à la campagne, vivaient avec intensité ? Avoir conscience de la nature limitée du monde obligeait chacun à aller chercher l'intensité au fond de lui-même.

L'excès n'existe que si la tête est coupée du corps. Lorsque vous mangez « avec votre tête », vous pouvez avaler de très grandes quantités d'aliments ou bien vous laisser mourir de faim. Lorsque vous mangez uniquement ce dont votre corps a besoin, vous avez un petit appétit, car le corps a besoin de peu. Nous avons peur de pulsions qui nous conduiraient à l'excès. Mais le corps a ses limites et, si vous l'écoutez, vous ne pouvez ni manger ni boire plus que ce dont il a besoin. L'excès vient de la tête...

Vous venez de terminer un travail dont vous êtes satisfait, vous vous dites que vous avez bien mérité une récompense et vous allez vous acheter une pâtisserie ou boire un verre. Si vous êtes très heureux, cela vous ouvre l'appétit. Si vous êtes triste, pour une raison ou pour une autre, vous allez manger parce que personne ne vous aime et que vous seul savez vous faire du bien. Vous mettez des aliments dans votre bouche pour différentes raisons, mais pas par faim : vous avez faim d'amour, de lien, de rencontre, d'action, de ce que la vie ne vous donne pas, mais vous n'avez pas faim d'aliments.

Votre cerveau vous manipule. Ce fantastique disque dur à la mémoire illimitée peut vous amener à ressentir de grandes peurs infondées. Il est imprégné de visions, de situations, de personnes au profil dangereux qu'il associe aux lieux, aux rencontres que vous faites dans la rue, le métro ou ailleurs. Cette association engendre des émotions qui angoissent ou terrifient. Si votre corps est en éveil, il conceptualisera l'association mentale et vous sentirez s'il y a menace ou pas. Les animaux savent partir avant l'arrivée d'un tsunami, un enfant sent quand ses parents vont se disputer, il tente de les séparer ou bien se retire dans un coin. Cela vaut spécialement pour les enfants qui vivent dans un milieu violent : ils détectent très rapidement à quel moment la colère va s'abattre sur la maison, car leur corps est sensible. Mais si la tête est coupée du corps, les informations de danger peuvent n'avoir aucun fondement.

L'excès passe par la tête, alors que le corps apporte l'intensité et la satisfaction. Si vous mangez seulement ce dont vous avez besoin, vous ne mangerez peut-être pas grand-chose, mais vous pourrez vous dire que vous avez suffisamment mangé. Mais si vous remplacez votre faim d'amour par de la nourriture, vous ne mangerez jamais assez.

Oser se laisser être

Le cerveau, sollicité depuis la plus tendre enfance par des images et des films qui lui racontent qui est fort ou faible, comment il faut être pour être aimé ou exclu, ce cerveau oublie simplement d'aller voir qui il est. C'est comme si vous vous teniez à la lisière d'une forêt et que vous cherchiez à savoir qui vous êtes en regardant les autres ou en attendant que les autres vous reconnaissent. C'est comme si, en regardant les hirondelles, vous vous disiez : « Je vais être une hirondelle », ou un lion si vous regardez un lion, parce qu'il est le plus fort, ou une limace… Vous regardez le monde et vous cherchez à l'extérieur ce qui représente votre réalité. Mais la démarche est impossible dans ce sens, car la réponse se trouve en vous. C'est à l'écoute de vos sens que votre réalité animale se révèle. Les loups sont carnivores, les vaches et les chevaux broutent de l'herbe... Si vous êtes un loup, osez l'être, n'ayez aucun désir de traverser l'océan, même si vous êtes entouré de dauphins et de baleines qui ne vous parlent que de l'océan. Cherchez une équipe de loups, de cerfs, de bisons, qui ont, comme vous, le goût de la terre et des grands espaces. Se connaître, c'est oser se laisser être. Ce n'est pas se laisser enfermer dans une limite, c'est entrer dans sa propre expression et la travailler, descendre au plus profond d'elle, trouver ce qu'il y a de commun dans toute l'expression de la création et rencontrer l'illimité.

Comme vous êtes coupé de votre corps, votre cerveau vous laisse croire que si vous voulez, vous pouvez et vous ne savez pas si vous avez envie de tout ou envie de rien. Commencez par oser être vous, seulement vous. Pour cela, cherchez quel animal est au plus proche de ce que vous ressentez. Même si cela vous étonne, lisez l'histoire de sa vie ; vous verrez qu'elle résonne sûrement en vous. Si vous vous retrouvez dans cet animal, comparez la vie que vous menez avec votre nature profonde, ou encore cherchez l'animal que vous détestez et faites la même chose, cela peut vous étonner.

Imaginons que votre mère soit comme une abeille et vous comme un ours... Votre mère aimera aller camper, sera active en permanence, sans temps mort, alors que vous aimerez l'isolement, les temps morts, et que vous serez actif, mais sans frénésie et pas en groupe. Si vous lui annoncez que vous avez trouvé un chalet perdu dans la montagne, elle sera inquiète de vous savoir seul, isolé et sans activité. À partir du moment où vous comprenez qu'elle réagit ainsi tout simplement avec son caractère d'abeille, différent de votre caractère d'ours qui vous fait fuir les vacances au camping ou dans des clubs de vacances, vous pouvez faire la paix et décider de temps en temps de faire un pas dans vos mondes respectifs. Ainsi, il n'y aura plus ni angoisse ni incompréhension. C'est cela, oser être soi.

Trouver la confiance dans ce qui est

Si vous savez qui vous êtes, vous connaissez également les limites de votre territoire et le comportement de ceux de votre espèce. Vous pouvez ainsi avancer en faisant confiance à votre façon de percevoir le monde et limiter vos besoins. Si vous êtes un loup, par exemple, vous ne vous fâcherez plus avec un héron ou un aigle, vous n'aurez plus envie de voler ni de suivre l'organisation d'un autre groupe. Vous pourrez exprimer votre identité et vous réaliser en toute confiance.

On retrouve ici la vision chère aux Indiens où du multiple naît l'unité, où « l'Un » est dangereux. Annuler les différences pour obtenir un seul moule, un seul cadre est une façon de faire mourir le monde et d'exclure ceux qui n'entrent pas dans le moule ou sortent du cadre. Lorsque vous trouvez votre vision du monde, ce que vous êtes, votre espèce, vous avancez avec confiance, car vous savez ce qui est bon pour vous et que personne ne peut vous dicter. Vous êtes votre parole. Vous êtes votre univers. Et vous l'incarnez au mieux. Vous pouvez alors regarder les autres avec curiosité et intérêt, sans esprit de compétition, sans rivalité. Si vous aimez la terre, vous laissez l'aigle s'envoler et les requins nager...

L'Indien voyage à travers plusieurs dimensions, ce qui lui donne le respect du vivant. Si vous êtes un Indien, vous vous connectez aux vibrations qui vous relient aux autres et vous sentez la part de vous qui, dans une autre dimension, pourrait être un aigle ou un requin. En osant être vous, vous pouvez accepter que le monde soit à la fois multiple et un.

Médecine de l'orgasme cosmique

Pour jouir avec l'univers, pour être capable de jouir avec la nature, le rapport amoureux est une voie privilégiée. C'est dans la complicité verbale qui précède le rapprochement physique que se forme la vibration de l'acte sexuel. C'est dans la communion où chacun sent que son univers est accueilli avec une grande bienveillance que naît le goût de se rapprocher, encore et encore. Ce sont les paroles d'ouverture à l'autre qui érigent le sexe de l'homme heureux et ouvrent la source de vie de la femme acceptée. Être reçu comme la personne que l'on est signe le début de la danse.

1 – Voici un exercice à tester en portant votre conscience sur votre sexe. Observez votre ressenti quand on vous dit : « Tu es belle/beau », « J'aime ce que tu fais », « Je te fais confiance » et quand on vous dit : « Tu racontes n'importe quoi », « Tu as grossi », « Tu ne comprends rien »… Cet exercice montre l'importance de la parole du cœur, celle qui reconnaît sincèrement l'autre comme un être beau et précieux. Plus vous parlez avec le cœur, plus vous murmurez, et quand vos chuchotements se meurent, le temps du langage du corps et de la danse est venu.

2 – Pensez aux phrases : « Je me donne à toi » et « Tu te donnes à moi ». Ces phrases établissent la confiance ; vous devenez le prolongement l'un de l'autre, vous acceptez d'être un objet dans les bras de l'autre, et l'autre se donne à vous, il est l'objet de votre désir. Pensez à l'exemple de la danse : le meilleur partenaire est celui que l'on oublie, pourtant il est bien présent, c'est la musique qui vous unit, mais si vous cherchez ses pas ou si vous regardez les vôtres, tout s'arrête.

3 – Concentrez-vous sur le corps de votre partenaire et sur les sensations qu'il produit sur votre propre corps. Oubliez votre tête, et si le mental insiste, posez-

vous les questions suivantes : « Où sont mes mains ? Où sont mes pieds ? » Ainsi connecté à vos sens, vous serez plus concentré. Approchez cette danse comme si vous étiez dans la mer, comme si le vent vous caressait ou comme si vous sentiez la douceur du sable chaud. Laissez votre corps répondre spontanément.

4 – Posez votre tête sur la poitrine de votre partenaire. Inspirez profondément, puis expirez doucement avec l'intention de traverser son corps, de faire passer votre corps intégralement à travers le sien. N'ayez pas peur de vous enfoncer dans un ailleurs ni de vous perdre dans ce passage. Vous pouvez avoir la chair de poule, avoir une impression de vertige, mais continuez, encore et encore. C'est en traversant cette porte que vous entrerez dans la transe et rencontrerez un univers qui vous conduira à l'extase, à l'orgasme cosmique.

5 – N'hésitez pas à tester cette pratique avec un arbre ou en vous couchant sur la terre. Le préliminaire sera d'établir la paix et la communion entre vous pour que la beauté qui vit en chacun de vous puisse vous unir. Laissez cette vibration vous entraîner dans l'absence pour vous unir dans l'infini.

CHAPITRE **3**

Ne plus se projeter

L'homme prévoit, Dieu rit.

PROVERBE YIDDISH

L'énergie du nomade

Si vous savez qui vous êtes, votre environnement vous est familier. Il est fait pour vous et vous retrouvez l'énergie du nomade, c'est-à-dire de celui qui a confiance. Vous n'avez plus d'objectif précis, si ce n'est de vivre le mieux possible l'étape que vous êtes en train de vivre. Vous faites confiance au chemin parce que vous êtes devenu le chemin. Et cela va transformer entièrement votre façon de vivre.

Vivre au présent

Vous êtes le chemin, vous n'avez pas besoin de vous projeter des kilomètres plus loin, et l'avant ou l'après n'ont pas de sens. Hélas, nous évoluons dans une société où, dès le plus jeune âge, nous suivons des chemins et nous subissons des projections : lorsque vous avez 2 ou

151

3 ans, on projette votre parcours scolaire, vos vacances, votre évolution, votre éducation... Quand vous êtes plus âgé et que vous avez un métier, vous êtes projeté dans un plan de carrière bien balisé. Quand vous vous mariez, vous vous projetez dans l'avenir, et quand vous achetez une maison, vous vous projetez dans la vieillesse. En fait, votre présent nourrit un futur déjà écrit. Dans cette société, il suffit d'écrire les choses pour avoir le sentiment d'en être prisonnier. C'est la forme de créativité la plus étonnante que je connaisse, parce que le combat qui va s'engager consiste à réaliser ce que l'on a écrit. Et toute intervention de la vie sur votre trajectoire sera vécue comme une agression.

L'Indien ne peut pas penser demain sans avoir conscience à chaque instant que « son demain » peut être la fin de son expression de vie. Si vous avez en permanence conscience de la relativité du temps et du fait que votre futur ne vous appartient pas, vous commencez à être le chemin de l'instant et à agir sur ce que vous trouvez maintenant. Sur la route que vous construisez pas à pas, vous serez étonné par la liberté que vous donne le fait de ne pas écrire votre futur et de vivre votre présent. En prime, vous n'aurez pas le sentiment d'être un combattant ou un esclave, et vous ne vous serez pas ennuyé !

Dessiner son chemin sans tracer sa route

Par notre parole, nous pensons détenir le pouvoir pour l'éternité. Notre parole se réalise à l'instant où nous parlons, à l'instant présent, mais pour l'éternité...

Lorsque vous vous engagez à aimer quelqu'un pour toute votre vie, vous le souhaitez effectivement au moment où vous le dites, mais la vie ne fonctionne pas comme cela, elle vous réserve des surprises. Vous pouvez souhaiter une chose et en vivre une autre, c'est ainsi ! Vous êtes, sans aucun doute, responsable de vos paroles, de leur intensité, de leur vérité : vous marchez votre parole. Dans la danse de la vie, vous êtes le danseur, et vos mots doivent transpirer l'unité. Votre cœur, votre tête et votre corps décident à un instant donné de dire « Je t'aime et je veux que ce soit pour la vie », et si vous mourez le lendemain, vous ne vous serez pas beaucoup trompé. Mais si vous vivez plus longtemps et que votre histoire se termine, comme tout dans une vie, vous vivrez cela comme un échec ou comme une déception.

Si vous êtes l'Indien, vous essaierez chaque jour de respecter votre parole et votre cœur, sans vous préoccuper du futur. L'irruption du futur dans votre présent terrorise vos actions. Si vous avez peur de perdre votre amour, vous allez parfois oublier de dire ce que vous ressentez. Ajoutez quelques années à cela, et vous prendrez conscience que vous avez créé le fossé qui vous a séparés. Si vous voulez avoir des enfants rapidement et que vous n'en avez pas, vous commencerez à vous sentir frustré, vous aurez l'impression de ne pas construire votre couple, et vous risquez de vous fermer et de vous isoler au point de rejeter l'autre et de perdre votre couple. La programmation du futur, l'espoir de le contrôler ont l'effet exactement inverse de celui que vous souhaitez. Vivre l'instant, s'engager dans l'instant, c'est accepter que la vie danse avec vous.

Garder l'âme curieuse

Si vous acceptez la vie comme compagne, vous vivrez comme au temps de mon enfance, lorsque j'attendais tous les jours d'être surprise par ma mère ou par une personne de mon entourage, ou lorsque je cherchais le lapin qui sort du chapeau, parce que je savais que la vie avait un plan pour moi. Cette attitude préserve le marcheur de la solitude et lui permet d'avoir confiance en ce que la vie lui présente. Cette âme curieuse que vous gardez, cette âme de l'enfance, va nourrir des futurs que vous n'imaginiez pas, car au lieu d'être dans le combat ou dans le jugement, vous serez dans l'étonnement et l'esprit de découverte. En voyage, si vous rencontrez des populations qui vivent différemment de vous, vous découvrirez qu'ils n'ont pas besoin de télé ni d'iPhone, par exemple, vous ne penserez pas à les comparer ni à les juger : que vous parliez d'exotisme ou de tourisme, vous les observerez avec curiosité. Et si vous y mettez du cœur et de la bienveillance, si vous pensez que ces êtres sont une part de vous et qu'ils ont quelque chose à vous enseigner, alors vous serez l'aventurier et votre curiosité nourrirait une part de vous que vous ne connaissez pas et pourrait modifier votre vision de votre vie et de votre présent.

Médecine de l'éphémère

Cette médecine soigne votre désir d'éternité et de pouvoir, et fait de vous un danseur qui s'accouple avec le monde. Elle est basée sur le principe du mandala dessiné sur le sable, puis effacé d'un souffle par les Indiens. Elle vous apprend à laisser le monde tel qu'il est et à danser avec lui. Le monde participe à votre jeu, ne le figez pas dans votre éternité.

Cette médecine se pratique en extérieur : à la plage, dans les bois, dans un jardin...

À la plage

1 – Construisez un joli château de sable ou réalisez une belle sculpture.

2 – Célébrez l'aboutissement de votre œuvre.

3 – Avec autant de douceur que possible, détruisez-la et rendez le sable à la plage.

4 – Observez ce qu'il se passe en vous.

5 – Remerciez et pensez : « Tout naît, tout meurt. »

Dans la nature

1 – Fabriquez une poupée comme en Mongolie : trois jolies pierres, et un personnage naît.

2 – Allez vous promener et revenez par le même chemin.

3 – Quand vous retrouvez votre œuvre, observez votre joie ou toute autre émotion.

4 – Remettez les pierres exactement où vous les avez trouvées et remerciez-les.

Ailleurs, avec une roue de médecine

Vous pouvez également pratiquer ce rituel avec les roues de médecine que vous avez construites au cours d'autres exercices...

CHAPITRE 4

Se délivrer de la peur du vide

Qu'il est divin le vide qui suit la disparition de la peur.

ANNE RICE, *Le Violon*

La peur du vide

La peur du vide est l'une des grandes peurs dues à notre conditionnement. Dès l'enfance, on apprend à être en mouvement, à ne pas « s'ennuyer », à occuper sa tête et son corps... L'ennui, la dépression, la perte, la fin... sont comme des cauchemars. Nous avons appris à créer les histoires avant de les vivre, ce qui ne laisse aucune place pour le vide. En fait, une part de nous-mêmes n'est jamais nourrie. Cette dernière étape est décisive pour danser en paix.

Aimer tomber (et ne plus en avoir peur)

Nous écrivons nos histoires et nous ne vivons qu'à moitié les choses les plus tristes, car nous n'aimons pas investir notre corps sans nous protéger avec un écran.

Lors d'une rencontre amoureuse, vous établissez une sorte de check-list (le physique, telle ou telle qualité…) pour construire un couple intéressant, puis vous vous attelez à deux à la construction de ce couple. Pourtant, il y a une part de vide à l'intérieur de vous. Professionnellement, c'est pareil : vous enfilez le costume du gagnant, vous réussissez, vous êtes admiré, applaudi… Et pourtant, vous vous sentez vide.

Quelle est cette part qui n'est pas nommée ? Il s'agit du corps, cette part sensible en nous. Ce corps qui n'a pas peur de mourir s'il souffre, qui n'a pas peur de disparaître si on lui enlève ce qu'il aime. Autant notre cerveau est conditionné pour ne pas s'ennuyer et pour suivre la respiration collective, autant notre corps est conditionné pour ne pas tomber dans la dépression. Pourtant, la dépression fait partie de la vie. Le deuil est une dépression, et c'est parce que le deuil existe que le mouvement de la vie existe. Nous devrions avoir apprivoisé la dépression et le deuil depuis longtemps ; adultes, nous devrions savoir perdre pour avoir, et lâcher ce qui est terminé. Mais c'est justement cela qui est difficile. Combien de personnes refusent l'amour par peur de perdre l'être aimé et de ne pas survivre à son départ ? Vivre derrière des écrans, autant réels qu'intérieurs, permet de vivre toutes les émotions racontées dans un film, par exemple d'aimer un acteur qui ose quitter sa femme, alors que l'on est soi-même cloué dans l'histoire que nous avons écrite.

Votre corps émotionnel est jeune : l'expérience du mental acquise à travers des images derrière des écrans ne correspond pas à l'expérience sensorielle vécue dans la réalité. Devant un écran, on ne se frotte pas physiquement aux vibrations du monde telles que la violence, la peur, l'amour, etc. On reste sensoriellement tout petit et, dans nos interactions avec l'autre, nos réactions à la souffrance, à la joie, à la peur, etc., sont disproportionnées.

Il est important d'être un danseur aux pieds nus, de ne pas avoir peur de la Terre qui vous porte ni des événements que la vie vous fera vivre, parce que c'est ainsi que se formera votre corps vibratoire, votre corps sensoriel qui vous permettra de traverser les expériences de la vie en homme libre. Si vous décidez d'oublier ce « constructeur » qui veut absolument que son immeuble ressemble à la vision qu'il en a, vous pourrez commencer à danser avec la vie. Et si vous pensez que la vie s'exprime dans chaque être que vous rencontrez, qu'ils sont tous des messagers, vous aurez beaucoup d'amis.

Médecine de Pacha Mama

« Mama » est la mère nourricière, la maman, mais aussi la femme, celle qui a ou qui a eu des enfants. « Pacha » est la terre, le sol, le lieu, la région, le pays, mais aussi le monde.

Dans la culture inca, il n'existe pas de distinction entre l'espace et le temps, et cet espace-temps est appelé Pacha dans les cultures quechua et aymara. « Pacha Mama » est donc la déesse de l'espace-temps.

Cette médecine est le retour à la terre mère, à la sensation de l'enfance lorsque notre mère pouvait nous soigner avec un baiser. C'est une invitation à devenir la terre et à écouter son chant.

1 – Choisissez dans la nature un lieu qui vous plaît, où le sol est confortable et où vous pouvez vous installer par terre.

2 – Matérialisez un cercle autour de vous.

3 – Asseyez-vous en tailleur et ressentez profondément le poids de la blessure que vous portez ou du souci qui vous accable.

4 – Allongez-vous face contre terre, jambes et bras écartés et portez votre attention sur le bas de votre corps.

5 – Inspirez, puis, en expirant, rejetez dans la terre tout ce qui a besoin de quitter votre corps : les peines, les larmes, les frustrations, les déceptions, les deuils, les erreurs, les culpabilités, les regrets, les remords… Laissez tout à Pacha Mama.

6 – Faites la même chose en vous concentrant d'abord sur votre nombril, puis sur votre diaphragme, votre cœur, votre gorge et vos yeux. Ressentez dans votre corps tous les points énergétiques qui se nettoient avec la terre, ressentez l'ouverture de ce que l'on nomme les chakras, ces sept points du corps par lesquels se font les échanges énergétiques.

7 – Lorsque vous sentez que le travail est fini, remerciez en envoyant de l'amour à la terre, votre mère.

8 – Levez-vous et, si vous en avez envie, dansez en l'honneur de Pacha Mama !

L'échec est un jeu de piste vers un ailleurs

Si vous n'avez pas peur de ce qui se termine, si vous considérez que c'est la naissance d'autres choses faites pour vous, alors, vous avancerez en confiance. L'état de bienveillance, de confiance et de curiosité dans lequel vous serez alors vous conduira dans des endroits étonnants. Vous aurez parfois l'impression d'avoir vécu une expérience qui vous a mené dans une impasse. Puis dix ans, vingt ans plus tard, vous comprendrez que cette expérience était nécessaire sur la route que vous avez tracée. La vie prend tout son sens quand on y met un point : c'est au dernier souffle, au dernier moment que vous comprendrez que tout est à sa place. Sur cette route, main dans la main, il n'y a pas d'échec, il y a une initiation, un jeu de piste. Partout, en tout, dans tout, cherchez le sourire et le signe de la vie. Ainsi, vous vous ouvrirez à des signes de plus en plus subtils qui permettent au médium qui est en vous de naître.

Oser ouvrir votre médiumnité

Le médium s'est éveillé, le danseur est arrivé, vous êtes unifié… Vos sens sont ouverts, vous vous sentez connecté à la vie et vous marchez avec plus d'assurance que lorsque vous avanciez à cloche-pied. Cette démarche permet d'unir votre cerveau droit et votre cerveau gauche, d'unir les connaissances du cerveau gauche – surdéveloppées par le monde occidental – et celles du cerveau droit – surdéveloppées par les peuples racines.

Si vous parvenez à cette union – et selon la confiance que vous avez dans la vie et l'intensité de l'union que vous vous autorisez à vivre –, vous deviendrez un nouveau chaman, un chaman contemporain. C'est-à-dire un être qui unifie les deux expressions de la vie, qui les fait s'accoupler et s'harmoniser dans le futur. Les chamans indiens avaient vu là où nous en sommes aujourd'hui. Mais certains de nos écrivains de science-fiction avaient aussi décrit cette situation. Est-ce que ce sont des médiums ? Pour moi, oui, car quand on connaît le monde vivant, on connaît les graines, et on sait quelle graine donnera quel fruit ou quel légume, car la vie épanouit ce qui est en germe.

Si vous arrivez à réunifier vos deux cerveaux, à ouvrir votre cœur à l'amour et votre âme à la confiance en la vie, vous pouvez être la vibration qui fait confiance à la graine qui germera après que ce monde fanera et disparaîtra. Vous savez que chaque disparition appelle la naissance d'une nouvelle danse.

Médecine pour se nourrir de l'univers

Cette médecine permet de laisser la vie entrer dans votre vie, elle lui permet de vous nourrir.

Quand vous êtes amoureux

Aucune relation amoureuse n'est décidée par l'un ou l'autre, il s'agit d'une alchimie qui appartient à la vie. Ne pensez pas à la séduction, mais à la phrase magique : « La vie nous a connectés. »

Quand vous êtes dans une impasse avec un être cher

Lorsqu'un être cher a un comportement destructeur et que vous êtes impuissant, mettez la vie entre lui et vous et répétez la phrase suivante : « La vie s'occupe de lui, elle a un plan pour lui. »

Dans tous les rapports à deux

Dans tous les rapports à deux, en général, laissez une place à la vie.

Conclusion

Les quatre lois chamaniques forment un chemin initiatique et implantent une roue de médecine en vous. Sur ce chemin qui vous a mené du nord à l'ouest, puis au sud et à l'est, vous avez laissé germer en vous, à travers les médecines, ce possible accouplement entre votre cerveau gauche et votre cerveau droit, votre masculin et votre féminin, votre monde extérieur et votre monde intérieur. À présent, vous pouvez penser à devenir un homme debout, un nomade, celui qui n'a pas peur de demain, quels que soient la force du présent et le stress que cela peut entraîner. Vous avez appris à regarder au-delà, dans l'amour de la vie, quelles qu'en soient ses manifestations.

Je vous invite à pratiquer, non plus seul chez vous avec ce livre, mais en vous joignant à des groupes, à une communauté de cœurs en pratiquant une discipline ou un mode de développement personnel de votre choix. Je vous invite à aimer l'homme, l'homme relié aux autres, celui qui voit dans l'autre une porte qui mène à lui, et dans la vie une amie.

Cinquante pour cent de la population mondiale vit en ville. Partout où le regard se pose, il laisse croire que l'homme est le créateur. Cette vision est une réalité tellement simpliste de l'univers qu'elle en devient déprimante. Quittez la ville, allez dans la nature ! Vous deviendrez humble devant l'immensité et vous apprendrez que nous sommes infiniment petits, et libres d'appartenir à l'infini.

Celui qui parle ne sait pas ce qu'il dit ; celui qui écoute le sait. Il en va de même pour celui qui écrit : je ne sais pas quels mots vous toucheront, quelles pensées transformeront une part de votre réalité, mais l'intention que j'ai posée sur ce livre est que la magie du Verbe touche vos cœurs et que l'amour de la vie commence à fleurir dans un plus grand bonheur.